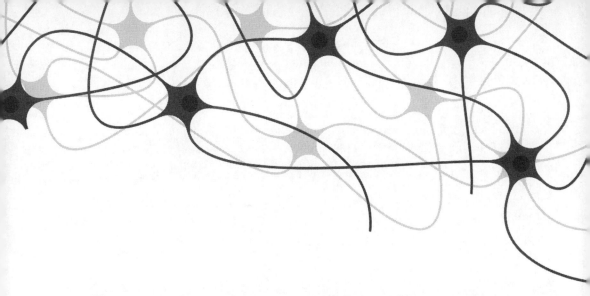

The Instruction Guide to Motor Neuron Disease Rehabilitation Nursing

运动神经元病康复护理指导手册

中国残疾人联合会◎编

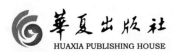

华夏出版社

HUAXIA PUBLISHING HOUSE

编写委员会

主　编　樊东升　王金环

编　委（以姓氏首字母为序）

陈　璐　笪宇威　樊东升　郭爱敏　宫　萍

黄旭升　李晓光　罗永梅　宋红松　商慧芳

王金环　王丽平　姚晓黎　于　歆　邹漳钰

张　旻　张　燕　赵　晨　赵　钢　赵红梅

赵文静

为了生命更美好

　　这是一本医学专业书，却又不同于一般的医学教材，因为它承载着很多人和家庭的痛苦无奈。我希望读者都能关注这本书和这种叫作运动神经元的病（Amyotrophic lateral sclerosis，ALS）。我也希望大家在了解了这种病之后，更加同情关心这种病的患者，无论是在家庭、医院还是在社区，都能有更多的志愿者关心帮助他们。

　　运动神经元病是一种罕见的神经系统退行性病变，致病原因不明，目前还不能治愈。这种病的致残率为100%，人在患病后，身体会逐渐失去运动功能，不能走路，不能坐立，直到有一天躺在床上，再也起不来了，就像在冰天雪地里，身体一点点被冻僵，因此，这种病的患者被称为"渐冻人"。据不完全统计，我国大约有10万人患有运动神经元病。渐冻人是最痛苦的人，他们的身体仿佛被无形的枷锁禁锢了，除了能眨眼睛，几乎失去了所有的能力，这让他们和家人承受着巨大的痛苦和煎熬。

　　但是，也有在困境中创造奇迹的人，有的患者勇敢顽强，在自己的努力和家人的帮助下，生命的长度早已经超过了医生的预期。我曾到渐冻症患者刘继军家中走访看望，他已经病了十几年，除了能眨眼睛，身体完全瘫痪了，他的气管被切开，呼吸依靠机器，还做了胃造瘘，那种痛苦是常人无法想象的，他从家里的顶梁柱变成一个重度残疾人……但是，他却以坚韧的意志力，战胜痛苦，不但活着，还学会用眨眼睛的方法选字，写文章。他鼓励病友增强信心，好好活着，并且分享自己"活着"的经验。刘继军是一个普通的患者，但他生命的故事感人至深，他活着就是意义，他活着就是一簇希望的光芒，定会为他人照亮生活的路。在社会各界的支持帮助下，刘继军发起成立了全国第一家渐冻人关爱中心——北京东方丝雨渐冻人罕见病关爱中心；那个冬天，我去看望刘继军，看到他生活的环境我特别感动，屋里窗明几净，非常整洁，护理仪器和物品摆放得井井有条。对于一个常年卧床的病人，清爽温馨的环境多么重要，它能给病人好一些的心情，更是对生命尊严的维护。刘继军的爱人王金环为他做到了这一切，她是一个可歌可赞的好人，是千百个渐冻症亲人中的一个，她在逆境中陪伴照护刘继军，始终不离不弃。在繁重的照护工作之外，她还带领北京东方丝雨渐冻人罕见病关爱中心开展工作，帮助更多的渐冻人病友。

今天，医学界还没有治愈运动神经元病的方法，但不能治愈不等于不可治疗和康复，我们可以采用多学科的方法帮助患者，让他们生活得更长久，更有尊严，更有质量，让渐冻人兄弟姐妹和他们的亲人感受更多亲情和温暖，看到更多的希望。

中国残联康复部委托北京东方丝雨渐冻人罕见病关爱中心组织相关专家精心编写了《运动神经元病康复护理指导手册》，在服务渐冻人患者方面做了一件重要的事。这本手册汇集了渐冻人医务工作者、患者以及家属长期积累的工作经验和康复护理知识，内容全面，通俗易懂，能够为医护人员、患者及家属提供有效的指导。相信这本书能为渐冻人康复护理工作提供有效的支持，也会使渐冻人康复护理工作更具人文关怀，更加科学有效。

　　习近平总书记强调，"要增强全社会残疾预防意识，重视残疾人健康，努力实现残疾人'人人享有康复服务'的目标"。作为一个特殊困难群体，渐冻人更需要得到专业的治疗、护理与康复，更需要全社会给予格外关心和帮助，希望渐冻人患者的亲人、医务工作者和全社会爱心人士共同携手，为渐冻人过上有质量、有尊严的生活而努力。

张海迪

编写背景

为贯彻党的十九大精神，助推精准帮扶工作，为进一步做好运动神经元病患者康复工作创造条件，中国残疾人联合会康复部委托北京东方丝雨渐冻人罕见病关爱中心，组织编写了《运动神经元病康复护理指导手册》。

本手册紧紧围绕运动神经元病基层医疗工作者与照护者需要学习掌握的疾病与康复护理基本知识、康复护理的主要技术与方法、与之相关的政策与社会支持网络、现代医学和科技进步能够为患者所提供的支持等内容，为患者提供精准、及时和有效的指导，以帮助患者获得规范化的综合治疗、科学护理，改善生活质量、延长生存期。

对于运动神经元病，目前还没有有效的治愈方法，但是"不能治愈不等于不可治疗"。采用多学科的方法，我们能够帮助这个患者群体生活得更久，更有尊严，更有质量，让患者及其家庭看到更多的希望。在日常为运动神经元病患者提供康复护理指导服务的过程中，应当针对患者在不同病情阶段的特殊需要提供帮助。例如，患者在不同阶段所需专业的心理支持、营养支持、呼吸支持、康复护理支持等，在开展疾病知识宣传、预防相关并发症时应予以及时关注。

本手册的编写历时近6个月，编委会多次召开座谈会、撰稿会和专家论证会，听取意见和建议，研讨患者实际需求与手册内容的实用性，经过全国权威 ALS 专家的经验论证。

　　本手册包括绪论及六个章节，简述了运动神经元病的有关概念、治疗与康复护理规范，供基层医疗工作者及照护者在给运动神经元病患者提供治疗与康复护理服务中参考、使用。

编者

2018 年 10 月

目　录

绪　论 ……………………………………………………………… 1

第一章　运动神经元病的心理支持

一、运动神经元病的心理反应症状 ……………………………… 6

二、运动神经元病的心理治疗方法 ……………………………… 9

第二章　运动神经元病的营养支持

一、营养的概念 …………………………………………………… 14

二、运动神经元病的营养管理 …………………………………… 15

三、营养评价内容及方法 ………………………………………… 17

四、吞咽障碍 ……………………………………………………… 20

五、进食护理 ……………………………………………………… 21

六、食物能量表和"抗冻"餐 ……………………………………… 25

第三章　运动神经元病的呼吸管理

第一节　无创机械呼吸 ………………………………………………… 35

一、认识和沟通无创呼吸支持介入时机 …………………… 35

二、呼吸受累的机制 ………………………………………… 35

三、运动神经元病患者呼吸障碍的识别 …………………… 36

四、运动神经元病患者的无创机械通气 …………………… 39

五、目前大陆地区运动神经元病患者呼吸治疗现状 ……… 43

第二节　有创机械通气 ………………………………………………… 43

一、开始有创机械通气的时机 ……………………………… 44

二、有创机械通气的实施流程 ……………………………… 46

三、常见并发症的预防与处理 ……………………………… 47

四、常见紧急事件的识别与处理 …………………………… 48

第四章　运动神经元病的康复与辅具支持

第一节　康复 …………………………………………………………… 51

一、了解运动神经元病的类型，关注功能障碍 …………… 51

二、康复从康复评价开始 …………………………………… 52

三、康复措施和手段的选择 ………………………………… 53

四、辅助器具 ………………………………………………… 55

第二节　辅具支持 ……………………………………………………… 55

一、辅具的介入 …………………………………… 55

二、运动神经元病使用辅具一览表 ………………… 55

三、智能科技前景 ………………………………… 61

第五章 运动神经元病的综合护理

第一节 日常生活环境…………………………………… 62

一、居住空间环境 ………………………………… 62

二、居住环境布局和改造 ………………………… 64

三、仪器设备的放置 ……………………………… 67

四、卫浴环境 ……………………………………… 68

五、安全设施 ……………………………………… 69

六、通讯设施 ……………………………………… 72

七、家居物品的清洁与消毒 ……………………… 73

第二节 日常生活照护 ………………………………… 75

一、个人卫生 ……………………………………… 75

二、行动与转移 …………………………………… 86

三、排泄的护理 …………………………………… 95

第三节 营养与饮食 …………………………………… 104

一、营养方案 ……………………………………… 104

二、经口进食的照护 ……………………………… 106

第四节 疾病管理 ……………………………………… 112

一、自我管理 ……………………………………… 112

二、用药管理 ·· 115

三、导管的护理 ·· 115

四、沟通交流 ·· 124

第六章　运动神经元病的家庭康复护理与生活秩序重建

第一节　职业规划 ··· 130

一、完成职场转身 ······································· 130

二、开启"专业病人"模式 ···························· 131

第二节　家庭医疗规划 ···································· 132

一、心理调节 ·· 132

二、药物选择 ·· 133

三、手术安排 ·· 134

四、家庭呼吸支持 ······································· 134

五、辅具介入 ·· 135

第三节　休养规划 ··· 136

一、调整休养心态 ······································· 136

二、完成心愿旅行 ······································· 136

三、关注自己的权益 ···································· 138

第四节　家庭康复护理规划 ······························ 138

一、衣食住行，居家全面护理 ······················ 139

二、建立家庭护理档案 ································· 153

三、家庭护理中常见问题的处理办法 ············· 155

第五节 家庭生活秩序重建 ……………………………………… 156

一、主动防范，避免运动神经元病引发继发伤害 …………… 156

二、提升运动神经元病家庭经济抗压能力 …………………… 157

三、维持运动神经元病家庭生活秩序平稳 …………………… 157

四、安宁照护 …………………………………………………… 159

后 记 …………………………………………………………… 161

参考文献 ……………………………………………………… 163

绪　论

运动神经元病（Motor neutron disease, MND）或称肌萎缩侧索硬化（Amyotrophic lateral sclerosis，ALS），在法国被称为夏科（Charcot）病，美国称其为卢伽雷（Lou Gehrig）病，在中国，该病患者被形象地称为"渐冻人"。本手册中，疾病名称统一使用"运动神经元病""ALS"。

运动神经元病是一种成年起病的神经系统退行性疾病，其特征性临床表现为延髓及脊髓多节段受累，导致患者的活动能力、敏捷程度、语言能力等下降。疾病的出现常常悄无声息，患者首先出现一些细微的症状，不易引起重视，随后常因反复跌倒或言语不清而就诊。部分患者可有感觉异常的主诉，但通常没有感觉异常的客观证据，二便功能保存完好。无力症状通常自单一肢体起病，随病情进展出现其他部位的受累。其他不典型的首发症状可表现为体重下降、肌肉痉挛和"肉跳"、性格改变、认知功能障碍等。20%～50% 的患者可出现认知功能损害，5%～15% 可发展为额颞叶痴呆。

ALS 的临床表现具有多样性，在发病年龄方面，最常见的发病年龄高峰通常在 40 岁之后，但各国发病年龄高峰并不相同，且患者发病年龄不等，从 10 余岁到 80 余岁均有发病；在起病部位方面，多数患者起病部位为肢体，少数患者以言语不清、饮食呛咳等咽喉部症状为首发表现，极少数患者首先出现呼吸肌受累；在病情进展速度和生存时间方面，多数患者在发病后的 3～5 年内因呼吸衰竭死亡，但是不同患者间病情严重程度和生存时间差异很大，部分患者病情进展极其迅速，部分患者病情发展则极为缓慢，生存时间可超过 10 年，甚至更长。

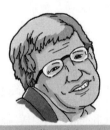

史蒂芬·霍金
Stephen Hawking
英国理论物理学家
1942 年—2018 年

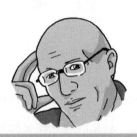

托尼·朱特
Tony Judt
英国历史学家
1948 年—2010 年

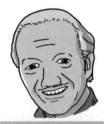

大卫·尼文
David Niven
英国演员
1910 年—1983 年

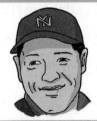

卢·格里克
Henry Louis Gehrig
美国杨基队棒球运动员
1903 年—1941 年

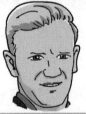

唐·李维
Don Revie
利兹联足球俱乐部主教练
1927 年—1989 年

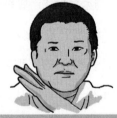

芦原英幸
Ashihara Hideyuki
日本空手道家
1944 年—1995 年

在 ALS 早期，症状局限于一到两个部位（咽喉、上肢、躯干、下肢），此时诊断充满挑战性，并且依赖神经系统体征和辅助检查的支持性证据。如果患者未能及时发觉早期的症状，或患者无法及时就诊，则将延误诊断。需要注意的是，尽早诊断 ALS 对患者和整个家庭均具有极其重要的意义：①从心理学上来讲，无法获得确诊易引起悲伤、恐慌、焦虑等不良情绪。

②早期诊断可以避免反复就诊，节约医疗费用，有利于家庭未来的规划。
③早期诊断也可为患者在较少的细胞不可逆性死亡时，提供应用神经保护剂治疗的机会。

尽管目前临床上尚无有效治愈 ALS 的方法，但尽早对疾病进行综合治疗有助于延缓疾病发展、改善患者生活质量、延长患者生存期。综合治疗不仅包括应用药物治疗，还包括呼吸支持、心理干预及营养管理等。

药物治疗：对于 ALS，利鲁唑（Rilutek）是一种经多项研究证实可以延缓疾病进程的药物。目前认为对于中国患者，每次服用 50 mg，每日两次，服用累积剂量 16800 mg 以上可改善预后。服用过程中需注意监测肝功能，并注意有无药物相关的乏力、恶心等不良反应。当患者已应用有创呼吸机辅助呼吸时，不建议继续服用。

呼吸支持：所有患者均应定期检测肺功能，结合患者症状共同评估呼吸功能不全的严重程度。无创正压通气和有创机械通气均可用于缓解呼吸功能不全的症状，延长患者生存时间。虽然目前尚无国际公认的关于 ALS 患者何时应使用无创正压通气或有创机械通气的统一标准，但医生和照护者均需密切关注患者呼吸肌无力的早期表现，并且预先考虑和计划应对措施。《中国 ALS 诊断和治疗指南》推荐患者开始无创通气的指标包括：端坐呼吸，或用力吸气鼻内压 < 40cmH$_2$O，或最大吸气压力 < 60cmH$_2$O，或夜间氧饱和度降低，或用力肺活量（FVC）< 70%。如果患者有咳嗽无力的症状，建议使用吸痰器或人工辅助咳痰。

营养管理：所有患者均应注意保持高蛋白、高热量的均衡饮食，在吞咽困难早期采用改变饮食黏稠度、学习吞咽技巧等方式保证食物摄入，在吞咽困难明显、体重下降或存在较高误吸风险时，建议行经皮内镜下胃造瘘（PEG）、经皮放射性胃造瘘（PRG，或者放射性胃管置入）或鼻胃管（NGT）进食（鼻饲）。

心理干预：患者及其照护者在疾病的不同阶段，会出现不同程度的焦虑、抑郁、失眠、疲乏、绝望、情绪不稳等。建议根据患者及照护者的具体情况给予针对性的指导和治疗，有助于提高患者生活质量，并预防各种并发症。

其他综合治疗：对于患者病程中所出现的合并症，如痉挛、疼痛、交流障碍、静脉血栓等，需多学科医护人员和照护者充分沟通、交流，制订合适的预防及治疗方案，配合使用辅助用具，减轻患者痛苦，提高生活质量，延长生存时间。

（陈璐、樊东升）

第一章　运动神经元病的心理支持

ALS患者在最初获知诊断时和病情逐渐进展、身体功能日渐衰退时，常常会面临心理上的巨大挑战。对疾病的恐惧、焦虑，对前途的担忧和希冀，对父母、配偶及子女的愧疚，自身独立面对疾病和处境时的不甘和愤怒，将严重损害患者及家属的心理健康，进而对患者的预后产生不良影响。因此，ALS患者的心理健康问题应获得医护人员、照护者及家庭成员的关注。希望本章中关于心理支持内容的介绍，能够对患者的家庭成员及照护者有所帮助。

ALS患者的心理过程大概分为5个阶段：否认、愤怒、协商、抑郁和接纳。在最初被告知所患疾病时，患者心理上又会经过以下四期的变化，即休克—恐惧期、否认—怀疑期、愤怒—沮丧期和接受—适应期。

ALS属于罕见病，多数患者被确诊时并不能完全理解疾病诊断所包括的全部内容，往往会从多个渠道接收到不同的甚至是矛盾的信息。患者不知道自己什么时候会因为依赖性增加而成为家庭的负担，更害怕面临死亡以及面对死亡的过程。此时，家人应在医护人员的指导下帮助患者学习和正确理解ALS的相关知识，尽可能让患者相信自己可以在医生和家人的帮助下最大限度地维持现有的生活状态，掌控自己的生活并减轻痛苦，从而提高患者的安宁感、自我价值感和自尊心。

否认和愤怒是 ALS 患者在认识到疾病含义及自身处境时，所产生的心理应对机制。患者不愿意讨论疾病最终的结局，常被贴上"否认"的标签。我们需要弄清楚患者是不愿意谈论未来的死亡，还是否认自己患病。否认和愤怒都是悲伤的正常反应，患者常常表现为拒绝接受帮助、服药和使用辅助性设备。医护人员及照护者此时要能够及时识别这个问题，以减轻面对这些行为时的挫败感。

如果能够帮助 ALS 患者迅速从前三期转化为第四期，即接受—适应期，可减少患者的痛苦。随着疾病的进展，患者会经历一系列身体、生活方式和角色的改变，出现对未来生活的不确定感和绝望感。引导患者在疾病的每一阶段从力所能及的活动中寻找新的兴趣爱好，对帮助患者保持对未来的希望非常重要。

一、运动神经元病的心理反应症状

抑郁、焦虑等负面情绪常常贯穿于 ALS 患者的诊断和治疗的全过程。有研究显示，10% ～ 44% 的 ALS 患者存在抑郁，而患者可能存在的呼吸困难也给医护人员及时识别其可能存在的焦虑造成了干扰。早期正确识别和处理相关的情感症状，将有助于减轻患者的痛苦感受、社会功能损害和照护者的负担，提高患者治疗的依从性，改善患者和照护者的生活质量。许多让 ALS 患者倍感痛苦的躯体症状，如失眠、疼痛、乏力、全身不适、异常感觉，以及包括消化、呼吸系统在内的自主神经功能失调症状，都可能与焦虑、抑郁等情感症状有关。值得注意的是，患者大多只关注其躯体症状所致的痛苦及其不良后果，一般不会主动诉说情绪体验。需要医生在关注患者疾病发展的同时更多地了解患者的心理状态，识别出相应的心理问题并给予合理处理。

（一）抑郁

当意识到许多生活中期待的事情，都不再可能实现时，患者常常会出现抑郁。需要注意的是，抑郁有时候会被误认为一般的悲伤情绪，或者被交流障碍所掩盖。及时发现和诊治 ALS 患者的抑郁，将有助于提高医护人员、照护者及患者对疾病的应对能力。

抑郁的情感症状表现为情绪低落，对以往喜好的事物与活动不再感兴趣，对前途丧失信心、悲观失望，自我评价低、自卑自责，严重者有消极念头或行为。患者往往面容愁苦、唉声叹气，情感脆弱、容易哭泣，言语减少、语速缓慢，反应迟钝、注意力难以集中。《患者健康问卷抑郁量表(PHQ-9)》（表 1-1）由患者根据过去两周的真实感受填写完成，根据症状出现频率进行分级评分，总分在 5 分以上提示存在抑郁状态。该量表能够较准确地对可能存在的抑郁进行筛查与评估。

（二）焦虑

焦虑是情感上痛苦和忧虑。ALS 患者会担心自身和整个家庭未来的经济状况，整个家庭要如何应对这样的处境，以及随着疾病的进展，他们是否能够得到足够的照料等。焦虑的情感症状表现为与处境不相符的紧张不安、过分担心、心烦、恐惧、易怒等；焦虑的行为症状包括坐立不安、搓手顿足、颤抖、身体发紧僵硬、深长呼吸、经常叹气、反复询问、言语急促、过度要求医师给予安慰或保证、警觉性和敏感性增高、注意力难集中等。对ALS患者常规进行焦虑相关的筛查与评估很有必要。《广泛性焦虑筛查量表(GAD-7)》（表1-2）由患者根据过去两周的真实感受填写，根据症状出现的频率进行分级评分，总分在5分以上提示存在焦虑状态。该量表能够对各种类型的焦虑进行快速、全面的评估。

表1-1　患者健康问卷抑郁量表（PHQ-9）

根据过去两周的状况，请您回答是否存在下列描述的状况及频率，请看清楚问题后在符合您的选项前的数字上面画√，并计算总分。

	完全不会	好几天	超过一周	几乎每天
1. 做事时提不起劲或没有兴趣	0	1	2	3
2. 感到心情低落、沮丧或绝望	0	1	2	3
3. 入睡困难、睡不安稳或睡眠过多	0	1	2	3
4. 感觉疲倦或没有活力	0	1	2	3
5. 食欲不振或吃太多	0	1	2	3
6. 觉得自己很糟——或觉得自己很失败，或让自己和家人失望	0	1	2	3
7. 对事物专注有困难，例如阅读报纸或看电视时	0	1	2	3
8. 动作或说话速度缓慢到别人已经察觉或正好相反——烦躁或坐立不安、动来动去的情况更胜于平常（对于ALS患者，应注意识别患者的症状是否由疾病本身所致，这需要更细致的观察）	0	1	2	3
9. 有不如死掉或用某种方式伤害自己的念头	0	1	2	3

表 1-2 患者广泛性焦虑筛查量表（GAD-7）

根据过去两周的状况，请您回答是否存在下列描述的状况及频率，请看清楚问题后在符合您的选项前的数字上面画√，并计算总分。

	完全不会	好几天	超过一周	几乎每天
1. 感觉紧张，焦虑或急切	0	1	2	3
2. 不能够停止或控制担忧	0	1	2	3
3. 对各种各样的事情担忧过多	0	1	2	3
4. 很难放松下来	0	1	2	3
5. 由于不安而无法静坐	0	1	2	3
6. 变得容易烦恼或急躁	0	1	2	3
7. 感到似乎将有可怕的事情发生而害怕	0	1	2	3

（三）躯体化症状

由于 ALS 病情进展过程中可以出现众多躯体化症状，在判定是否合并躯体化症状时要格外谨慎。躯体化症状的快速筛查与评估推荐使用《15 项患者健康问卷 (PHQ-15)》（表 1-3）。本量表共 15 个条目，主要询问在过去的 4 周，被各种常见的躯体症状或症状群困扰的程度。根据症状的严重程度进行分级评分，总分范围为 0 ～ 30 分，其中，0 ～ 4 分为无躯体症状；5 ～ 9 分为轻度躯体症状；10 ～ 14 分为中度躯体症状；≥ 15 分为重度躯体症状。

二、运动神经元病的心理治疗方法

焦虑、抑郁与躯体化症状既与躯体疾病有关，又与患者人格特征、认知特点、应对方式、应激事件、社会支持、经济状况等社会心理因素有关，应考虑综合性治疗策略。症状较轻者可给予健康教育和心理支持；程度较重、伴有严重失眠、精神痛苦显著、严重影响躯体疾病治疗或康复时，应考虑药物治疗或药物联合心理及物理治疗，必要时至精神科就诊。需要强调的是，有自伤／自杀观念或行为的患者必须由家属 24 小时陪伴，并立即送至精神科就诊，及时治疗。音乐疗法、冥想疗法、瑜伽和放松疗法对改善躯体疾病患者的抑郁情绪有积极作用。

表 1-3　15 项患者健康问卷（PHQ-15）

根据过去四周的状况，请您回答是否存在下列描述的状况及频率，请看清楚问题后在符合您的选项前的数字上面画√，并计算总分。

	没有困扰	少许困扰	很多困扰
1. 胃痛	0	1	2
2. 背痛	0	1	2
3. 手臂、腿或关节（膝盖、髋部等）的疼痛	0	1	2
4. 睡眠问题或烦恼	0	1	2
5. 头痛	0	1	2
6. 胸痛	0	1	2
7. 晕眩	0	1	2
8. 偶尔昏晕过去	0	1	2
9. 感到心脏怦怦跳动或跳得很快	0	1	2
10. 透不过气来	0	1	2
11. 感觉疲劳或无精打采	0	1	2
12. 便秘、稀便或腹泻	0	1	2
13. 恶心、胀气或消化不良	0	1	2
14. 月经痛或其他月经有关的问题	0	1	2
15. 性交时的疼痛或其他问题	0	1	2

（一）日常生活中的支持性心理治疗

在 ALS 患者的日常生活中，可积极给予支持性心理治疗。主要内容包括：

1. 倾听　在任何情况下都要善于倾听患者的诉说，这不仅可以帮助了解患者的病情，而且会使患者减少孤独和无力感，进而对医生及照护者产生一种信赖。

2. 疏泄　让患者倾诉不良情绪，并帮助其摆脱不良情绪的影响。

3. 安慰　患者诉说情感体验后，要给予适当的安慰，既要强调有希望的方面，又不能过于乐观，否则容易失去患者的信任。

4. 维持亲密关系　患者有沟通交流、接受爱、获得身体上的舒适感以及肢体上的亲密接触的基本需要。可以尝试用让患者感到舒服的态度，通过温情的抚摸等身体接触让患者感受到家人的关爱，维系彼此之间的亲密关系。

5. 给予良好的社会支持　社会支持与抑郁呈负相关。压力缓冲模型认为，良好的社会支持可以缓和与慢性或致死性疾病相关的压力。

然而，许多 ALS 患者的生活与社交活动完全隔离。有些患者甚至认为自己最稳定的社交活动就是定期去医院看医生。配偶对患者而言，可能失去了伴侣的角色，由曾经的爱人和知己变成了全职的照护者。患者可能感受到，自己渐渐与家人、朋友、大自然甚至全世界隔离。这被称为"社交功能缺陷"。朋友或亲戚至少每周看望一次患者，可减轻患者的压力和痛苦，也可以减少疾病对患者生活的影响。

（二）临床常用心理治疗方法

推荐以下治疗方法用于对 ALS 患者的心理支持。

1. 松弛疗法　松弛疗法侧重于使患者充分放松全身肌肉，帮助缓解疼痛、消除焦虑、改善睡眠质量并尽快恢复体力。松弛疗法包括多种形式，如看报、看电视、听音乐、读书、热敷疼痛部位、按摩等。

2. 音乐疗法　音乐疗法起源于 20 世纪中期的美国，以心理治疗的理论和方法为基础，运用音乐特有的生理、心理效应，使患者通过各种专门设计的音乐体验，达到消除心理障碍、恢复或增进心身健康的目的。

3. 认知疗法　认知疗法于 20 世纪 60 ～ 70 年代在美国产生，是新近发展起来的一种心理治疗方法，从人的认知过程出发，通过行为和认知技术改变求治者的不良认知，从而矫正不良行为的心理治疗方法。认知疗法主要着眼于患者非功能性的认知问题，通过改变患者对己、对人或对事的看法与态度来解决其心理问题。

4. 修行式关怀　修行的定义包括宗教和非宗教的元素。修行可以看作面对未来冲突和苦难的应变之法，也可以是探索生命意义的舞台。在 ALS 的相关报道中，修行常和维持健康与幸福相关联。当人类面对绝症时，生存与死亡的意义才可能被提及，修行可以帮患者寻求安慰、思考个人与生活的目的和意义、获得与外界相联结的感觉。

5. 写作　现有的国内外文献研究推荐，患者可以使用富有表现力的写作来增加自己对疾病的接受程度。我国台湾的渐冻人陈宏通过"眨眼写书"，在患病 11 年间，完成了 7 本书。有人曾写下这样的话："有一天我们都会死去，悄悄钻进生命之门的另一边。但我们留下的文字就像野草一般，会在生命之门的这一边肆意生长，使我们得到永生。"

ALS 患者从获知诊断的那一刻开始，就要开始面对疾病给生活和心理带来的各种挑战，医护人员、照护者和家人的关爱和心理支持，有助于帮助患者正确应对，获得有价值感和尊严感的生活。

（张燕、张旻）

第二章　运动神经元病的营养支持

ALS患者常伴有营养不良，原因可能是吞咽困难、肢体无力及心理因素等导致的食欲下降、进食减少，使得能量摄入不足。另外，疾病导致机体代谢率增高和能耗增高也是一个重要原因。营养不良会使ALS患者病情进展加快，因此，加强营养支持在ALS治疗中尤为重要。

一、营养的概念

目前的营养概念来源于西方营养学。营养是指人体消化、吸收、利用食物或营养物质的过程，也是人类从外界获取食物满足自身生理需要的过程，包括摄取、消化、吸收和体内利用等。食物的营养价值通常以营养素的含量来标度。营养素是保证人体生长、发育、繁衍和维持健康生活的物质，主要包括七种，即碳水化合物、蛋白质、脂类、水、矿物质、维生素、膳食纤维。

保健品是保健食品的通俗说法。GB16740-97《保健（功能）食品通用标准》第3.1条将保健食品定义为："保健（功能）食品是食品的一个种类，具有一般食品的共性，能调节人体的机能，适于特定人群食用，但不以治疗疾病为目的。"这类食品强调的是食品的第三种功能，即调节人体生理活动。在我国，功能食品和保健食品同属于一个概念。

二、运动神经元病的营养管理

（一）能量代谢受损与干预措施

ALS能量代谢障碍伴随整个疾病过程。ALS患者消瘦、体重指数下降、体脂减少、存在高代谢状态及血脂异常等，均为能量代谢受损的表现。研究表明，ALS患者存在静息时能量消耗增加的现象。营养障碍与ALS患者的生存期呈负相关，高脂血症及循环的高载脂蛋白E(ApoE)水平这两种代谢异常，却与ALS生存期呈正相关。此外，ALS在2型糖尿病患者中起病较晚。ALS能量代谢受损的一个明显外加因素，是患者咽喉部肌肉受累导致的吞咽困难。研究发现，确诊时体重较患病6个月前每下降5%，病死率增加30%。

通过胃肠造瘘改善患者营养状态，特别是解决因咽喉部受累而吞咽困难导致的摄入不足，是干预能量代谢受损、维持患者营养、进而延长其生存时间的重要措施之一。诊断时的体重下降是评估ALS预后的独立危险因素。在2009年美国和欧盟神经学会指南中，经皮内镜胃造瘘（percutaneous endoscopic gastrostomy，PEG）是ALS患者营养管理的标准手段。当患者体重较发病前减轻超过10%，或进食时间超过30分钟，就需要考虑胃肠内营养支持。

（二）ALS 营养管理步骤

1. 起始治疗　能够正常进食时，应采用均衡饮食（保证充足能量和蛋白质摄入）。对于咀嚼和吞咽困难的患者，宜采用高蛋白、高热量饮食，同时保证充足的维生素、矿物质、膳食纤维的摄入。起始治疗包括：

（1）膳食咨询（改变食谱，软食或半流食，少食多餐）。

（2）调整食物和饮品的黏稠度（混合食物，给液体添加增稠剂）。

（3）根据处方购买高蛋白和高热量添加剂。

（4）教会患者和护理人员吞咽技巧，比如声门上吞咽和改变身体姿态，吞咽时向前弯曲脖子以保护气道（在国外称为 chin-tuck manoeuvre）。

2. 管饲进食　当患者吞咽明显困难、体重下降（下降幅度超过 10%）、脱水或存在呛咳误吸风险时，需要管饲进食来保证营养摄取、稳定体重，从而延长生存期。以下三种措施不需要进行大手术和全身麻醉：PEG、经皮放射性胃造瘘（放射性胃管置入，PRG）和鼻胃管（NGT）即鼻饲。

另外，对于无法完成 PEG 或 PRG 的患者，还可选择胃空肠造瘘术、外科胃造瘘等肠内营养方式作为替代治疗。鼻饲补充及肠外营养有支持作用，是所有患者都可以接受的小操作，但也有不足，比如增加呼吸道分泌物或导致鼻咽部不适甚至溃疡，因此不推荐长期使用。肠外营养（即静脉输液）只有个别单中心的观察性研究，证据较少，多用于晚期患者或替代治疗。对病情较重、呼吸功能很差的晚期患者，家庭肠外营养也许可以作为肠内营养的替代手段。

三、营养评价内容及方法

（一）营养评价的内容

疾病与饮食史、体格测量（体重及体重指数、皮褶厚度、中臂围和头围）、生化指标［包括蛋白质状况（白蛋白、前白蛋白和转铁蛋白、纤维粘连蛋白、血红蛋白、肌酐及其他）和免疫功能测定］、机体组成测定、营养平衡和复合型营养评定方法（包括各种量表）。但目前尚无特异针对 ALS 患者的营养评估量表，营养师推荐使用《NRS2002 量表》，也叫《营养风险筛查表》（表 2-1）。

表 2-1　患者营养风险筛查表（由医护人员完成）

姓名：　　　性别：　　　年龄：　　　床号：　　　住院号：

1.营养受损评分小结：　　　分

项目	是	否	评分	评分标准
身体质量指数（简称体质指数，Body Mass Index，BMI）BMI= 体重（kg）÷ 身高²（m²）				< 18.5（3分）若严重胸腹水、水肿，得不到准确 BMI 值时，用白蛋白替代（按 ESPEN 2006），即< 30g/L（3分）
在最近 3 个月内是否有体重减轻？				体重下降> 5% 是在：3 个月内（1分）2 个月内（2分）1 个月内（3分）
在最近 1 周内有膳食摄入减少？				较从前减少：25%～50%（1分）50%～75%（2分）75%～100%（3分）

注：小结得分取表中 1 个最高平均值；若以上项目均不符合评分标准者，小结得分为 0 分。

2. 疾病严重程度评分小结： 分

NRS 2002 列出了有文献支持的疾病诊断		否	是	评分
营养需要量 轻度增加	髋骨骨折，慢性疾病有急性并发症，肝硬化，COPD，血液透析，糖尿病			1
营养需要量 中度增加	腹部大手术，脑卒中，严重肺炎，血液恶性疾病			2
营养需要量 重度增加	颅脑损伤，骨髓移植，ICU 住院患者 （APACHE > 10 分）			3

注：① 对于符合上述列出的明确诊断者，则无须评价下表。

②对于不符合上述列出的明确诊断者，请参考下表标准，依照调查者的理解进行分析。

疾病程度严重	否	是	评分
轻度：慢性疾病患者因出现并发症而住院治疗。患者虚弱但不需卧床。蛋白质需要量略有增加，但可以通过口服和补充来弥补。			1
中度：患者需要卧床，如大手术后，蛋白质需要量相应增加，但大多数人仍可以通过人工营养得到恢复。			2
重度：患者在加强病房中靠机械通气支持，蛋白质需要量增加而且不能被肠外或肠内营养支持所弥补，但是通过肠外或肠内营养支持可使蛋白质分解和氮丢失明显减少。			3

注：小结得分取表中相应的评分值；若以上项目均不符合疾病营养需要量程度者，小结得分为 0 分。

3. 年龄评分： 分

评分标准：年龄 < 70 岁（0 分）；年龄 > 70 岁（1 分）

4. 营养风险总评分： 分

营养状态受损评分 + 疾病严重程度评分 + 年龄评分

结果判断：

（1）营养风险总评分 ≥ 3 分：患者有营养风险，制订一般性营养支持计划。

（2）营养风险总评分 < 3 分：每 2 周复查营养风险筛查。

（二）需要明确的概念

1. 营养风险（Nutritional risk） 是指现存的或潜在的营养和代谢状况对疾病有关的不良临床结局的影响。该定义所强调的营养风险是指与营养因素有关的出现不良临床结局（如并发症、住院日延长等）的风险，而不是出现营养不良的风险。此概念于 2002 年由欧洲学者提出。

2. 营养不良（Malnutrition） 我国肠内肠外营养学会对营养不良的定义是：因能量、蛋白质及其他营养素缺乏或过盛，导致机体功能乃至临床结局发生不良影响，包括营养不足和肥胖。

3. 营养不足（Undernutrition） 通常指蛋白质、能量营养不良，是能量或蛋白质摄入不足或吸收障碍，造成特异性的营养缺乏症状。

4. 营养风险筛查（Nutritional risk screening） 是临床医护人员用来判断患者是否需要进一步进行全面营养评定和制订营养治疗计划的一种快速、简便的方法。

5. 营养评定（Nutritional assessment） 由营养专业人员对患者的营养代谢、机体功能等进行全面检查和评估，用于制订营养治疗计划，考虑适应症和可能的副作用。

6. 营养支持（Nutrition support） 是指经口、肠道或肠外途径为患者提供较全面的营养素。目前临床上包括口服营养补充（Oral nutrition supplement，ONS）、肠内营养（Enteral nutrition，EN）和肠外营养（Parenteral nutrition，PN）。其中，肠内营养是指经消化道给予营养素，根据组成不同分为大分子聚合物（整蛋白）型和小分子聚合物（氨基酸、短肽）型；根据给予途径的不同，分为口服和管饲。肠外营养是经静脉为无法经胃肠道摄取或摄取营养物质不能满足自身代谢需要的患者提供包括氨基酸、脂肪、碳水化合物、维生素及矿物质在内的营养素，以抑制分解代谢，促进合成代谢并维持结构蛋白的功能。

四、吞咽障碍

吞咽障碍或吞咽困难（dysphagia）是指吞咽过程的异常。

（一）吞咽困难的症状

总体上，表现为当固体或液体通过咽部或食管时感到费力、疼痛、难以咽下，整个吞咽过程延长，流涎、口腔内食物残留、呕吐、反流，进食前后有咳嗽或呛咳、呼吸暂停、窒息等。对于 ALS 患者，饮水呛咳常常是吞咽困难的最初表现。

（二）吞咽困难的危害

超过 80% 的 ALS 患者出现吞咽困难，咽喉部起病者更早出现。一般来说，神经元丢失达到 80% 才会出现明显吞咽障碍。25% ~ 30% 的 ALS 患者以吞咽困难作为首发症状，或者在疾病早期表现突出。70% 肢体起病的 ALS 患者晚期都会发生吞咽困难。吞咽困难不仅显著降低 ALS 患者的生活质量，例如进食时间延长，出现新陈代谢失调和消瘦、血脂异常等，严重者可导致脱水、营养不良和吸入性肺炎，威胁患者生命。

（三）吞咽困难的临床评价

吞咽困难的临床评价包括三步：

第一步，通过询问病史聆听患者的言语，称为"感知"评价。

第二步，通过神经系统检查了解咽喉部功能，将吞咽困难分为"上运动神经元"、"下运动神经元"和"上、下运动神经元并存"三种类型。一般不需要针对声带进行五官科检查。评价和动态随访 ALS 吞咽障碍较为简单和实用的量表包括：The ALS Severity Scale Speech 量表、ALSFRS-R 量表、Norris score 评分以及 Charing Cross 定量和定性量表。

第三步，根据患者耐受情况，观察其进食、水时的情况。对于存在临床吞咽困难风险的无症状患者，需要采用进一步辅助检查明确有无吞咽困难。

五、进食护理

（一）食物制作要点

1. 进食正常，活动不受限的患者　原则为保证充足的能量和蛋白质。一般按照每标准体重 30 ～ 35 千卡计算能量需求，个体因实际体重、年龄、活动量和伴发疾病而异。标准体重（kg）计算方法为身高（cm）-105，所得数值和实际体重差值在 ±10% 以内属于正常体重。如果为 -10% 属于消瘦，应该增加能量的摄入。其中，蛋白质按照总能量的 15% ～ 20% 供给，脂肪按30% 左右供给。如存在呼吸困难，可适当提高脂肪的比例，剩余（大概为总能量的 50% ～ 60%）由碳水化合物供给。

2. 进食正常，无吞咽困难和呛咳，活动受限，日常卧床的患者　原则为保证充足的能量和蛋白质。一般按照每标准公斤体重 25 ～ 30 千卡计算能量需求，个体因实际体重、年龄和伴发疾病而异。余同上。

3. 存在吞咽困难和呛咳的患者

（1）建议管饲饮食。NGT 和 PEG（或 PRG），后者更有利于防止误吸和营养不良的发生。

（2）存在吞咽困难和呛咳但未接受管饲饮食的患者，应注意以下问题：

①稀的液体，如清水、果汁、牛奶、肉汤等容易引起呛咳，可加入增稠剂，如藕粉。

②泥状食物，如土豆泥、稠藕粉、果泥、菜泥、婴儿米粉等可以缓解呛咳。尽量选择碎烂食物，如稠粥、蛋羹、碎肉等。

③正常食物中应该避免包括膳食纤维多的食物、富含水分的水果、容易掉渣的酥脆食物及过酸或过辣的食物。

（二）餐具选择

1. 建议选择塑料、木质的勺子给患者喂饭，筷子最好是木质、钝头。

2. 如吞咽困难明显，不要使用吸管。

3. 建议选择大把手、容易持握的刀叉，以及有边的盘子。

4. 桌面上准备防滑的餐垫。

（三）胃造瘘与鼻饲

1. 关于胃造瘘

（1）胃造瘘进食是一种改善不能经口进食患者的营养状况的技术，简单、安全且耐受度高，可降低患吸入性肺炎的风险，缩短进食时间，提高营养状况，改善能量代谢障碍，甚至能帮助患者参与社会活动。与鼻饲管相比，胃造瘘更适合需要长期营养管理的患者。

（2）经皮内镜胃造瘘（PEG）因手术时间短、创伤小，渐渐代替外科胃造瘘手术，成为胃造瘘手术的主要方式。自 1980 年高德勒（Gauderer）提出 PEG 以来，该技术得到了广泛的临床应用。1985 年诺里斯（Norris）等第一次将 PEG 应用在 ALS 患者中。如前所述，PEG 是 ALS 疾病指南推荐的标准措施。PEG 由内镜医师经上消化道内镜完成，不影响置入后的语言交流能力，耐受性好，手术后仍可部分经口进食。缺点是少部分患者内镜通过困难，无法完成，以及术后可能的并发症(包括切口感染、出血、导管移位、堵塞，严重者有腹膜炎和胃瘫等)。但吞咽困难、呼吸功能不好的 ALS 患者因口腔分泌物多、呼吸肌力量明显减弱、肺功能下降、呛咳频繁，无法耐受胃镜。PEG 需要静脉或全身麻醉，这会增加用力肺活量（FVC）＜ 50％的 ALS 患者呼吸衰竭的风险，或者导致晚期患者病情加重。此外，PEG 也不适合特别肥胖的患者。呼吸功能不全的患者，在 PEG 过程中进行无创通气是可行的。患者呼吸功能较差时，应避免过度镇静或改变手术方法；存在窒息风险时，应做好气管插管和机械通气的准备。

（3）经皮放射性胃造瘘（PRG）由普肖（Preshaw）于 1981 年报道，在放射线引导下进行，不需要胃镜操作，因此在呼吸功能受损严重的 ALS 患者中成功率高。PRG 是更新的可替代 PEG 的措施，最主要的好处是不需要麻醉。PRG 可能与 PEG 一样令人满意，同时耐受性更好，但是目前并没有被广泛应用。

2. 手术时机选择　选择 PEG 的时机主要基于症状（吞咽明显困难、体重下降、脱水或存在呛咳误吸风险）、营养状况和呼吸功能。考虑风险最小化，在 FVC 降至预计值 50% 以前应尽早进行。若已发生血氧饱和度下降，无论是否进行 PEG，患者生存时间均明显缩短。

3. 术前评估与护理　上腹部 CT（了解胃与相邻器官的解剖结构及位置）、血常规、血气分析、凝血时间、肺功能和心电图。术前需禁食 12 小时（h）。

4. 术后的康复护理　术后酌情应用止血药，观察生命体征，并观察有无并发症，例如出血、感染、堵管、造瘘口渗出等。禁食 24 小时（h）后，根据已制订好的营养配方给予流质或半流质营养液，剂量由少到多缓慢增加。进食或进食后 30 分钟（min）采用半坐位以帮助消化，减少由造瘘管反流导致的肺部感染。造瘘管在注入食物前后，需用 30 ～ 50 毫升（mL）温水冲管，每日清洁、消毒造瘘口皮肤，并更换包扎敷料。在窦道肉芽形成的术后 14 天内，隔天换 1 次干净纱布，以后每天清洗造瘘口皮肤并保持皮肤干燥，除此以外不需其他特别照顾，2 周后窦道形成即可拆除缝线。

六、食物能量表和"抗冻"餐

（一）食物能量表

为了保证食谱中的食物多样化和营养均衡，可参照各类食品的交换表（表2-2～8），按照饮食习惯、季节等，调配出适合患者的丰富多彩的食谱。

表2-2 等值谷薯类交换表

每份谷薯类供蛋白质2克，碳水化合物20克，能量90千卡

食品	重量（克）	食品	重量（克）
大米、小米、糯米、薏米	25	绿豆、红豆、芸豆、干豌豆	25
高粱米、玉米糁	25	干粉条、干莲子	25
面粉、米粉、玉米面	25	油条、油饼、苏打饼干	25
混合面	25	烧饼、烙饼、馒头、咸面包、窝头	35
燕麦片、莜麦面	25	生面条、魔芋生面条	35
荞麦面、苦荞面	25	马铃薯	100
各种挂面、龙须面	25	湿粉皮	150
通心粉	25	鲜玉米（1中个带棒）	200

表2-3 等值蔬菜类交换表

每份蔬菜类供蛋白质5克，碳水化合物17克，能量90千卡

食品	重量（克）	食品	重量（克）
大白菜、圆白菜、菠菜、油菜	500	白萝卜、青椒、茭白、冬笋	400

续表

食品	重量（克）	食品	重量（克）
韭菜、茴香、茼蒿	500	倭瓜、南瓜、菜花	350
芹菜、苤蓝、莴笋、油菜薹	500	鲜豇豆、扁豆、洋葱、蒜苗	250
西葫芦、西红柿、冬瓜、苦瓜	500	胡萝卜	200
黄瓜、茄子、丝瓜	500	山药、荸荠、藕、凉薯	150
芥蓝、瓢菜、塌棵菜	500	百合、芋头	100
蕹菜、苋菜、龙须菜	500	毛豆、鲜豌豆	70
绿豆芽、鲜蘑、水浸海带	500		

表 2-4　等值肉蛋类食品交换表

每份肉蛋类供蛋白质 9 克，脂肪 6 克，能量 90 千卡

食品	重量（克）	食品	重量（克）
熟火腿、香肠	20	鸡蛋（1 大个带壳）	60
肥瘦猪肉	25	鸭蛋、松花蛋（1 大个带壳）	60
熟叉烧肉（无糖）、午餐肉	35	鹌鹑蛋（6 个带壳）	60
熟酱牛肉、熟酱鸭、大肉肠	35	鸡蛋清	150
瘦猪肉、瘦牛肉、瘦羊肉	50	带鱼	80
带骨排骨	50	草鱼、鲤鱼、甲鱼、比目鱼	80
鸭肉	50	大黄鱼、鳝鱼、黑鲢、鲫鱼	80
鹅肉	50	对虾、青虾、鲜贝	80
兔肉	100	蟹肉、水浸鱿鱼	100
鸡蛋粉	15	水浸海参	350

表 2-5　等值大豆类食品交换表

每份大豆类供蛋白质 9 克，脂肪 4 克，碳水化合物 4 克，能量 90 千卡

食品	重量（克）	食品	重量（克）
腐竹	20	北豆腐	100
大豆	25	南豆腐（嫩豆腐）	150
大豆粉	25	豆浆（黄豆重量 1 份加水重量 8 份磨浆）	400
豆腐丝、豆腐干、油豆腐	50		

表 2-6　等值奶类食品交换表

每份奶类供蛋白质 5 克，脂肪 5 克，碳水化合物 6 克，能量 90 千卡

食品	重量（克）	食品	重量（克）
奶粉	20	牛奶	160
脱脂奶粉	25	羊奶	160
乳酪	25	无糖酸奶	130

表 2-7　等值水果类食品交换表

每份水果类供蛋白质 1 克，碳水化合物 21 克，能量 90 千卡

食品	重量（克）	食品	重量（克）
柿子、香蕉、鲜荔枝	150	李子、杏	200
梨、桃、苹果	200	葡萄	200
橘子、橙子、柚子	200	草莓	300
猕猴桃	200	西瓜	500

表 2-8　等值油脂硬果类食品交换表

每份油脂类供脂肪 10 克，能量 90 千卡

食品	重量（克）	食品	重量（克）
花生油、香油（1 汤匙）	10	猪油	10
玉米油、菜籽油（1 汤匙）	10	牛油	10
豆油（1 汤匙）	10	羊油	10
红花油（1 汤匙）	10	黄油	10
核桃仁	15	葵花籽（带壳）	25
杏仁	15	南瓜籽（带壳）	25
花生米、芝麻酱	15	西瓜籽（带壳）	40

　　每天主要食物摄入量的简单算法：能量以每标准体重 35 千卡计算，蛋白质占总能量的 17% ～ 18%，脂肪占 30%，碳水化合物占 51% ～ 52%。

表 2-9　不同身高营养配比示例表

身高 cm	能量		主食类		蔬菜类		鱼、肉、蛋类、豆制品		乳类		油脂类	
	千卡	份	份	约重（克）	份	约重（克）	份	约重（克）	份	约重（毫升）	份	植物油（克）
155	1750	19.4	10	250	1	500	5	250	2	250	2	20
160	1925	21.4	11	275	1	500	6	275	2	250	2.5	25
165	2100	23.3	12	300	1	500	6	300	2	250	3	30
170	2275	25.3	13	325	1.5	750	6	300	2	320	3	30
175	2450	27.2	14	350	1.5	750	7	325	3	400	3	30
180	2625	29.2	15	375	1.5	750	7	350	3	400	3.5	35

（二）饮食推荐及注意事项

1. 保证饮食均衡 特别要注意蛋白质摄入，每日补充牛肉、鱼、猪肉、牛奶、奶制品、豆制品和鸡蛋（富含蛋白质以维持肌肉状态）。方法包括：

（1）在汤、米、面和土豆等主食菜品中加入肉类、鱼、鸡蛋、奶制品和豆制品。

（2）在饮料、炖菜、谷物和牛奶菜品中加入奶粉。

（3）在牛奶和奶昔中加入即食早餐（如饼干、麦片等）。

2. 保证热量充足 为了维持体重及防止消耗自身肌肉，需要摄入足够热量，而富含脂肪和糖的食物是热量的优质来源。

（1）在汤、面条、蔬菜、米饭、馒头和面包中加上一汤匙黄油或植物油；在面包、馒头上加一汤匙蛋黄酱；在鱼、鸡肉和鸡蛋等各类沙拉中加入额外的蛋黄酱。

（2）在日常饮食中加 1～2 汤匙色拉酱调料、植物油或多脂奶油。

（3）在面包上涂抹一汤匙果酱或蜂蜜。

（4）食用蛋羹，饮用豆浆。

（5）在酸奶或冰淇淋中加入各种水果或者糖浆、蜂蜜，以增加热量和口味，也可加入谷物早餐（如饼干、麦片）。

（6）咨询营养师关于营养补充品的品牌和推荐剂量，它能够提供均衡营养，通常是罐装的液体或粉状，在大型商店和药店有售。

3. 关于体重 请注意以下内容：

（1）即使患者感觉超重也不要通过饮食方式来减肥，因为以后进食可能会越来越困难。

（2）患者经常感觉其体重增加，特别是腰部，这与腹部肌肉的肌张力下降有关。

（3）即使感觉衣服紧绷，需要穿大码衣裤，也不要通过饮食方式来减肥。

（4）每周测量并记录体重，如果体重下降，尽量增加每餐热量，请营养师协助列出饮食计划。

（5）由于肌肉萎缩导致一定程度的体重下降并非少见。

4. 针对常见问题之一：吞咽困难

（1）请患者做到：

①在愉快和放松状态 / 环境下进餐。

②上身坐直，让食物靠重力下降。头部稍微向前、收起下颌以防止食物进入气管。

③食物完全吞咽后再呼吸。

④缓慢小口进食，充分咀嚼。

⑤吞咽时集中注意力，避免分心。不要边吃边听收音机、看电视或手机；

⑥为避免食物进入气道，在需要时及时咳嗽。无论何时咳嗽，等待完全吞咽完后再呼吸。

⑦避免独自进食。请家庭成员或朋友学会海姆立克急救法（图 2-1），并与懂得此操作的人一起进食。

⑧进食后清洁口腔，保持直立姿势 20 分钟。

海姆立克急救法是全世界抢救气管异物患者的标准方法。这是一套利用肺部残留气体，形成气流冲出异物的急救方法。急救者首先以前腿弓，后腿蹬的姿势站稳，然后使患者坐在自己弓起的大腿上，并让其身体略前倾。然后将双臂分别从患者两腋下前伸并环抱患者。左手握拳，右手从前方握住左手手腕，使左拳虎口贴在患者胸部下方、肚脐上方的上腹部中央，形成"合围"之势，然后突然用力收紧双臂，用左拳虎口向患者上腹部内上方猛烈施压，迫使其上腹部下陷。

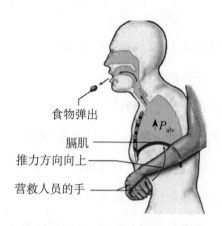

食物弹出

膈肌

推力方向向上

营救人员的手

图 2-1　海姆立克急救法（Heimlich Maneuver）

（2）让吞咽变得更容易的措施：稠厚液体，例如黏稠的果酱，会比稀薄液体（例如，水、咖啡、茶或碳酸饮料）容易吞咽。稠厚液体也不容易在喉咙处扩散以及沿气道下降。所以食用汤水时，尽量加工成糊状，达到果酱的黏稠度。

具体措施如下：

①柔软湿润的食物不容易引起咀嚼费力，入口不易分散，容易通过咽喉。

②避免干燥、坚硬、棍状、软糯或多纤维的食物，以及带皮或种子的食物，它们可能卡在咽喉，比如未熟的水果或蔬菜、坚果、花生、玉米、草莓、葡萄、饼干、面包、生菜。

③如果软的固体食物吞咽费力，则需要搅拌机或食物处理器准备食物，必要时过滤食物。

④每次开始食用时的头几口都要特别小心，注意将食物分割成小块并缓慢吞咽。

（3）关于唾液控制：唾液腺分泌问题主要包括唾液积聚和稠厚。

①牢记要经常主动、缓慢、小心地吞咽唾液，否则会在口腔内积聚，发生呛咳。

②避免刺激唾液分泌的，过于酸甜的食物。

③如果药物效果不佳则使用吸引器。

④增加食物中的水分使唾液稀释。

⑤如果感觉牛奶使唾液黏稠，则在饮料和谷物中尝试豆浆、冰淇淋和酸奶。可将牛奶加工成可以耐受的奶制品如布丁、奶油冻和酸奶等。

⑥如果巧克力使唾液黏稠应该避免食用。

（4）防止脱水：脱水是逐渐发生的。防止脱水的措施具体如下：

①尽可能多喝一些稠液体。

②进食富含水的食物（例如，罐装水果、制作好的蔬菜、酸奶、奶油冻和布丁）。

③避免食用会在口中融化的冰块和加糖的明胶类甜食，可以用不添加明胶的果汁冻来替代。

5. 针对常见问题之二：自行准备食物和进食

（1）咨询医师或职业治疗师，推荐特殊设备。

（2）购买冷冻和外带食物。

（3）请家人在适当位置留好食物、零食和饮品，预约外卖配餐食物。

（4）进食时，采用特殊设计的器皿、盘子和杯子，请营养师提供营养补充剂。

6. 针对常见问题之三：疲劳　有时感觉太累了不想进食，为了储存能量可以：

（1）进餐前小睡。

（2）进食软的食物，将食物分割成小块。

（3）在膳食中加入营养补充剂。

（4）参考前述内容增加食物中的蛋白质和热量。

（5）每天进食 6 次，每餐适量，在每餐之间和晚间进食营养点心。

7. 针对常见问题之四：便秘　便秘因腹部肌肉出现肌力减弱，活动减少引起，未进食足够水和膳食纤维会使之加重，便秘可导致疲劳和食欲减退。建议如下：

（1）尽可能多步行。

（2）咨询物理治疗师关于加强腹部肌肉力量的办法。

（3）进食李子汁，吞咽困难时可添加增稠剂。

（4）每天饮水、果汁和去咖啡因饮料（2400mL）。如果无吞咽困难，则进食 8 份水果、蔬菜、全谷面包和谷类食物；存在吞咽困难者，主要进食水果、蔬菜以增加膳食纤维的量；喝足够多的水。

（5）服用营养补充剂时增加纤维素。

（6）服用块状通便药物或粪便软化剂。

（7）便秘超过 3 天应联系医生。

8. 针对常见问题之五：食欲减退　建议如下：

（1）在轻松愉快的环境中进食，邀请朋友一起进餐。

（2）让食物看起来诱人；进食多种食物，确认包括患者喜欢的食物。

（3）根据喜好进行调味。

（4）饮水应在两餐之间而不是在餐时饮水，以免进食时因为液体过多感到胀满。

（5）避免食用引起饱腹感的低热量食物。

（6）少食多餐，餐间增加有营养的点心。

（7）寻找减压方式。

（8）尽量参加家庭、朋友和社区的活动。

（宋红松、黄旭升、李晓光）

第三章　运动神经元病的呼吸管理

第一节　无创机械呼吸

一、认识和沟通无创呼吸支持介入时机

在 ALS 初始诊断时，医患双方都应该关注疾病的诊断和有限的治疗方法。然而，呼吸管理问题应该在医患关系形成后的极早期阶段进行详细讨论，尤其在初始诊断后，且在呼吸症状出现前，要告知患者可用的呼吸选择以及需要他们参与决策制订的过程，这一点十分重要。

二、呼吸受累的机制

随着疾病的进展，ALS 患者均会出现呼吸肌受累，甚至有极少的患者以呼吸肌受累为首发症状。图 3–1 显示了该病呼吸功能受损的机制，ALS 对呼吸功能的影响是多方面的，既有来自大脑皮层运动中枢和脑干锥体束的呼吸控制，也有来自颈胸段脊髓前角细胞的下运动神经元损害直接导致的呼吸肌无力。

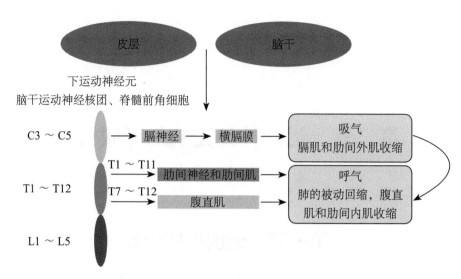

图 3-1　ALS 影响呼吸功能的机制示意图

　　ALS 患者呼吸功能的进行性下降是必然的，但是还有很多因素和并发症在疾病的过程中是可以避免的，其中一项就是慢性呼吸肌疲劳。ALS 会造成患者的通气不足而导致低氧血症，低氧血症可以造成呼吸肌疲劳的更早发生，这就形成了一个恶性循环。ALS 患者的呼吸障碍主要为限制性通气障碍，而气体的弥散功能往往没有明显受累，单纯的氧疗不能解决通气问题，并且可能会加重二氧化碳潴留。

三、运动神经元病患者呼吸障碍的识别

（一）ALS 患者呼吸功能障碍的症状和体征

　　尽早识别出 ALS 患者的呼吸障碍并采取相应的处理是非常有意义的。但是由于该病呼吸功能受损是一个缓慢发生、逐渐加重的过程，早期患者的

自觉症状并不突出，而且有时和患者的焦虑症状相混杂，需要注意排除这些混杂因素。表 3-1 列出了 ALS 患者出现呼吸功能障碍的症状和体征，可以在临床工作中帮助对患者进行呼吸功能的评估。

表 3-1　ALS 患者呼吸功能障碍的识别：症状和体征

症状	体征
活动后呼吸困难（劳力性呼吸困难）	胸式呼吸减弱
平卧后呼吸困难（端坐呼吸）	呼吸频率＞ 30 次 / 分
注意力不集中	休息时仍有辅助肌肉参与呼吸
极度疲劳感	咳嗽无力
食欲减退	吸气时腹部的矛盾运动
焦虑	体重下降
夜间通气不足的症状： 夜间睡眠不安或易醒 噩梦——晨起头痛——白天过度嗜睡	分泌物增多，流涎

但是这些症状和体征的出现，往往提示患者病情已进入相当严重的程度，应在更早的阶段对 ALS 患者的呼吸功能进行客观评估，以识别其呼吸功能是否受损，从而使得无创通气支持治疗能被及时恰当地使用。

（二）ALS 的呼吸功能检测

现在国际公认的是使用用力肺活量（FVC）作为评定 ALS 患者呼吸功能的指标，并且已经知道 FVC 越低，则生存时间越短。但是 FVC 对呼吸功能的改变并不敏感，特别是在有咽部症状或明确面肌无力的 ALS 患者，常常不能按要求完成测验，即使他们使用面罩或吹气筒，并且膈肌功能良好，也不能吹出有效的肺活量值，故 FVC 在 ALS 呼吸评价中具有一定的局限性。在临床上，除了检测站立位或坐位的肺活量外，如果可能，还应测试仰卧位的肺活量。近年来，也采用最大吸气压（Maximal inspiratory pressure，MIP）及最大鼻吸气压力（Sniff nasal inspiratory pressure，SNIP）来反映吸气功能，用最大呼气或咳嗽气流的呼气峰流率评估呼气功能。

值得一提的是，即便肺功能检查基本正常，ALS 患者仍有可能存在夜间低通气状态。夜间低通气常最先发生于快速动眼睡眠期，此时附属肌肉不活跃，更多地依赖膈肌呼吸，而膈肌在仰卧时力量更弱。在睡眠中不断发生低通气，可导致患者重复觉醒并影响睡眠。睡眠干扰是呼吸功能不全的早期表现，可应用多导睡眠仪检测，以明确患者是否存在低通气状态及低氧血症。有条件的，最好监测二氧化碳水平，与血氧饱和度相结合可以更好地反映患者的呼吸状态。

（三）呼吸功能检测的推荐程序

基于以上认识，所有的 ALS 患者每 3 个月应进行呼吸功能（FVC）的评估。当存在夜间换气不足的症状时，应开展针对睡眠状况的研究，可以使用夜间血氧监测作为筛选。由于动脉血气分析异常和夜间通气不足是紧急应用无创通气或控制其他症状的指标，对于任何一个怀疑有夜间通气不足的患者都应该进行夜间血氧及二氧化碳的监测。图 3-2 是在临床工作中常用的 ALS 患者呼吸监测流程。

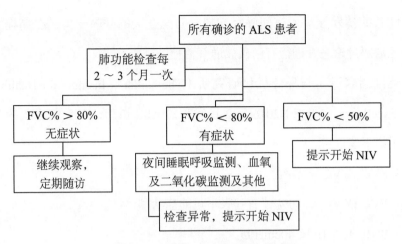

图 3-2　ALS 患者呼吸监测流程

注：由于 SNIP 或 MIP 在肺功能检测中并非常规检查，而 FVC 虽并非最佳指标却是最易获得的参数，故临床还是以此为参考。NIV：无创机械通气。

四、运动神经元病患者的无创机械通气

（一）呼吸支持

呼吸功能的评估主要是为了确定开始呼吸治疗的时机。对 ALS 患者来说，是否开始无创机械通气治疗（如图 3-3），除了呼吸功能下降之外，还应尊重患者本人及家属的意愿。有条件时，应在病程早期与患者及家属进行呼吸治疗规划的探讨，使患者了解疾病发展过程中呼吸治疗应贯穿其中，在早期呼吸未受累时无须呼吸支

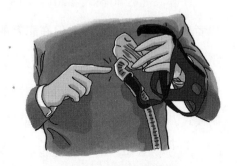

图 3-3　无创呼吸装置

持；随着病情发展进入夜间呼吸支持，乃至全天的呼吸支持；在病程终末期，还需要讨论是否进行有创机械通气治疗。

英国国家卫生与保健优化研究所（The National Institute for Health and Care Excellence，NICE）2016 年 2 月发布的 ALS 指南，对无创通气的时机给出了如下建议：

1. FVC 或 VC < 50%。

2. FVC 或 VC < 80% 伴有呼吸不足的症状和体征。

3. SNIP 或 MIP < 40cmH$_2$O。

4. SNIP 或 MIP < 65cmH$_2$O（男性）55cmH$_2$O（女性）伴有呼吸不足的症状和体征。

5. 每 3 个月复查肺功能发现 SNIP 或 MIP 下降超过 10cmH$_2$O（FVC% 下降超过 10%）。

ALS 患者的呼吸治疗应使用双水平正压通气（Bi-level positive airway pressure，BiPAP），无创呼吸机各参数的设置及调整并没有详细的指南建议，需要根据患者的个人情况及耐受情况进行调整。既往的研究认为，对需要长时间无创机械通气的 ALS 患者，推荐在强制辅助呼吸频率下的压力触发模式，而非容量控制模式。2014 年的一项前瞻性研究表明，以上两种模式下患者的潮气量存在差异，但在患者的使用情况和生存期方面并没有明显差别。在个人的经验中，对早期呼吸功能受损的患者，初始治疗采取两种模式均可良好适应，但是如果初始治疗采取了压力触发模式之后再调整为容量控制模式，患者不耐受的情况较为多见。

因为 ALS 患者的呼吸功能下降是隐匿发生并缓慢加重的，有时 FVC 的下降已经相当明显，但患者本人并无明显的自觉症状，在给这些患者进行无创机械通气治疗时需耐心地反复沟通。所有患者第一个月甚至第一周的呼吸治疗是决定后续长期戴机治疗成功的关键期，这一阶段最好在医生或是呼吸治疗师的指导下进行治疗，针对任何的不适症状随时进行有效沟通和调整，对焦虑紧张情绪的安抚可以增加使用呼吸机治疗的成功率。

对呼吸机参数的调整，有以下建议：

1. 从"小"开始 开始设定的压力 / 潮气量以患者舒适、可以耐受为宜，此时是决定"用"与"不用"呼吸治疗的阶段，能接受（用下来）即迈出了治疗的第一步。

2. 逐渐"滴定" 在开始的一周到一个月时间内，根据患者的实际情况逐渐增大压力 / 潮气量，以达到症状改善及指标达标的目的。这一步才是开始决定是否"用好"的阶段。

3. 根据病情，随时根据需要做相应的调整 对于 ALS 患者来说，病情是在逐渐进展的，设定好的参数需要根据病情的变化进行相应调整。一般来说，即便病情稳定，至少每 3 个月需要根据患者使用呼吸机的记录数据进行分析，必要时进行调整；当病情有波动时，则应随时采取调整措施。

（二）气道管理

ALS 患者的气道管理主要有两个方面：

1. 减少气道内分泌物的生成 ALS 患者在呼吸受累的同时常伴有吞咽功能受累，吞咽困难、呛咳、误吸、吸入性肺炎是常见的临床并发症。由于吞咽障碍会导致"异物"进入气道中，这个"异物"有可能是食物残渣，也可能是患者难以咽下的唾液。患者的吞咽困难不仅发生于进食时，由于唾液的分泌，患者往往在流涎的同时也会由自己的唾液造成呛咳，比呛咳更可怕的是隐性误吸（Silent aspiration）。对所有延髓受累的患者，建议评估呼吸功能的同时注意对吞咽功能的评估，存在确定的吞咽困难和误吸风险者，应尽早行经皮胃镜造瘘术（PEG），保证营养摄入的同时减少经口进食带来的风险。同时，还可以使用一些药物减少唾液的生成。当然，在发生气道感染时，及时使用有效的抗生素是必要的。

2. 加强气道分泌物的排出　应尽量促进痰液向主气道转移，放大咳嗽效应。

主动辅助深呼吸法（active-assisted deep breathing，AA-DB）可以在 ALS 患者早期即开始指导练习，该方法花费少，简便易行，除了可以增加咳痰之外，还可以在一定程度上保持患者的肺容量。

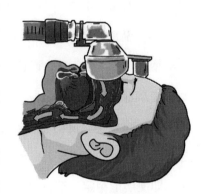

图 3-4　咳痰机示例

但中晚期患者在呼吸肌无力更加严重时，则需要使用"咳痰机"（如图 3-4），它是通过正负压快速转换，产生有效地咳嗽峰流速值，将分泌物带出。该技术分为两步：

第一步，通过深大吸气（正压通气扩张肺），一方面扩张气管、支气管，松动分泌物栓块；另一方面可以充盈肺泡，增加肺泡内压。

第二步，负压呼气，使肺内气流高速排出，推动分泌物、栓块向大气道移动。

促进气道分泌物排出的其他方法还有很多，包括：体位引流可以增加气道黏液转移速度，促进痰液移动；高频胸壁压缩可以帮助产生呼气气流；高频胸壁振动可以使痰液松动，等等，根据患者的情况均可以酌情尝试。

五、目前大陆地区运动神经元病患者呼吸治疗现状

大陆地区 ALS 患者使用无创机械通气的比例非常低，北京大学第三医院一项历时 10 年的患者随访研究显示，使用无创呼吸机的 ALS 患者比例不到 10%，与欧美国家、韩国、日本及我国台湾地区相比，均有较大差距。这与大陆地区患者经济条件不足、对呼吸机使用的认识不足、临床医师尚未明确早期使用无创呼吸机的时机及意义，以及对神经肌肉疾病的呼吸管理经验不足等因素相关，希望本节可以帮助大家了解呼吸支持的重要性，以便可以为患者尽早开始更好的呼吸治疗。

第二节　有创机械通气

如前所述，ALS 呼吸功能障碍是由于支配呼吸肌的神经元受累，相应的膈肌和肋间肌萎缩、无力，造成肺通气功能不足，其中膈肌无力是引起呼吸功能不全的关键环节，并且临床上尚无特效可逆转呼吸肌无力的治疗进展。在众多肺功能评估指标中，用力肺活量（FVC）是反映限制性通气功能障碍的重要指标之一，也是 ALS 患者生存率的重要预测指标。研究表明，FVC 下降提示患者预后不良。因此，ALS 诊断与治疗指南建议以 FVC < 70% 预计值作为无创辅助通气的指征之一，并推荐尽早开始应用双水平正压通气（BiPAP）。一方面，正压通气不仅可以保障并维持 ALS 患者的有效分钟通气

量，避免因通气功能不足引起的低氧血症或二氧化碳潴留，同时还可以在一定程度上缓解呼吸肌疲劳，减少 ALS 患者本身的能量消耗。另一方面，正压通气能使部分由于呼吸肌无力而塌陷的肺泡打开，避免因肺不张的存在促进或加重肺部感染的发生。有研究表明，BiPAP 的应用可以延长 ALS 患者的存活时间，目前很多 ALS 患者能在家庭中通过合理应用无创机械通气，在较长一段时间内维持相对稳定的呼吸功能，并改善生活质量。

但是，当 ALS 患者病情逐渐进展，或是出现非计划内的紧急呼吸功能不全时，通常需要开放气道实施有创机械通气。ALS 患者需要有创机械通气的常见原因包括：呼吸肌无力进行性恶化引起低氧血症或 / 和二氧化碳潴留加重；咳嗽无力导致分泌物无法排出；肺炎等急性可逆性肺部疾病导致的肺组织通气和 / 或弥散功能障碍。与无创机械通气在 ALS 患者中的应用有较多有力证据支持相比，有关有创机械通气在 ALS 患者中应用的叙述以及指导意见明显不足，一方面，由于缺乏相关研究提供高质量的循证医学证据；另一方面，由于有创机械通气的实施常伴随病程终末期以及不良的生存结局。因此，对于有创机械通气开始的最佳时机选择、标准流程、常见并发症的识别与处理，以及与之相关的经济学问题，目前并没有统一的指导意见。我们将分为以下几个部分来逐一叙述。

一、开始有创机械通气的时机

除外因非计划的可逆性紧急情况（如新出现的肺部感染、痰栓阻塞气道、误吸等）可通过气管插管的方式短期保留人工气道，ALS 患者更常见的需要实施有创机械通气的原因是，呼吸肌无力进行性加重及咳嗽无力导致分泌物排出困难，一般见于处于自然病程后期或早期球部起病的患者。

国内的指南推荐有创机械通气的适应证为：当 ALS 病情进展，无创通气不能维持血氧饱和度＞90%，或二氧化碳分压＞50mmHg；分泌物过多无法排出；患者不耐受无创机械通气；FVC＜50% 或呼吸困难症状持续时，可考虑选择有创机械通气支持。

以上适应证所指的患者通常可能需要长期接受有创机械通气支持，因此气管切开相对于气管插管明显更具优势。一方面，患者可在完全清醒的情况下耐受气管切开导管；另一方面，更有利于口腔清洁的维护及人工气道的长期管理。尤其是球部起病的 ALS 患者，早期即出现严重呼吸肌功能不全、吞咽反射欠佳、咳嗽无力等临床表现而失去气道保护能力，往往预示只有较短的生存时间。有研究表明，严重延髓性麻痹症状的出现即气管切开的指征之一。在该研究中，保留气管切开的 ALS 患者经短期医疗机构过渡后，能继续在家庭中有序地接受有创机械通气，一年内生存率良好，并且在这一年中导致患者死亡的直接原因并非呼吸相关事件。

有创机械通气一方面可提供与无创机械通气相似的正压通气的效应，更重要的是能保证气道保护反射欠佳的 ALS 患者的生命通道畅通。因此，有创机械通气的应用时机不仅需要评估肺功能，还需要考虑气道保护的因素。

当然，根据国内的实际情况，不少 ALS 患者及照护者对气管切开操作存在一定顾虑甚至误解，医护人员应该对可能在气管切开有创机械通气中获益的患者群体进行充分的解释和宣教，以提高患者的长期生存时间及生活质量。

二、有创机械通气的实施流程

ALS 患者人工气道的建立及初次有创机械通气的实施通常在医疗机构内进行。随着引起呼吸功能不全急性加重的因素逐渐去除，患者可在一定程度上保留部分膈肌及肋间肌功能，因此有创机械通气早期应选择辅助通气或间歇指令通气模式，保留患者自主吸气触发，使有创机械通气在保证患者通气需求的同时，既能使患者呼吸肌功能得到合理锻炼，又不至于因呼吸肌过度做功而增加额外能量消耗。无论是辅助通气还是间歇指令通气模式，均应设置合适的支持水平（合适的支持压力/潮气量），可通过动态监测动脉血气分析最终设置合适的支持水平，目的是在保证有效通气的同时，尽可能避免因呼吸机依赖而加重呼吸肌萎缩。除此以外，设置合适的吸气时间/压力上升斜坡，一方面满足患者自身的吸气需求，另一方面避免人机对抗的发生，进一步加重呼吸消耗及呼吸衰竭。

处于稳定期的 ALS 患者，肺实质鲜有显著异常，因此吸入氧浓度可维持在较低甚至 21% 的空气水平，这不仅有利于患者在家庭中继续实施有创机械通气（用于有创机械通气的呼吸机需高压供氧，家庭常用制氧机所提供的氧气压力不足，需备用氧气瓶以便在必要时使用），更有助于避免吸收性肺不张的发生。

在进行有创机械通气的过程中，照护者不仅需要观察患者的表情、呼吸形式等临床表现及生命体征，还要学会识别常见的异常呼吸机波形，早期发现人机不协调的表现，更好地调整呼吸机参数，其目的是安排可能的撤机训练，或平稳过渡至家庭机械通气支持。

三、常见并发症的预防与处理

1. 呼吸机相关性肺炎 接受有创机械通气的 ALS 患者首先应当关注的并发症即呼吸机相关性肺炎。由于患者长期卧床、呼吸肌萎缩、咳嗽无力，肺部感染可能反复出现，而人工气道的建立以及正压通气这种非生理的通气方式，不能避免呼吸机相关性肺炎的发生。患者可能表现为体温升高、分泌物增多、分泌物性状改变、血氧饱和度下降、二氧化碳潴留等，甚至出现肺外其他器官功能障碍。因此，避免呼吸机相关性肺炎的发生有利于改善患者的生存质量及结局。

方法：

（1）规律有效的呼吸肌锻炼有助于延长每日撤机时间，因为患者本身的自主呼吸形式有助于重力依赖部位的肺泡打开，避免肺不张发生。

（2）加强患者翻身拍背及口腔分泌物引流，可避免肺不张的进一步加重以及肺部感染的发生。

（3）若患者处于自然病程后期，需长期机械通气辅助，照护者应掌握吸痰技巧并规律清除气道内分泌物，尤其应注意手卫生，减少外界定植细菌进入气道内。

另外，对于吞咽功能显著受损的 ALS 患者，早期接受经皮胃造瘘不仅能保障营养充分供给，同时可避免反流及误吸的发生，同样有助于正常呼吸功能的维持。

2. 人机不协调 有创机械通气另一个常见并发症为人机不协调。有创机械通气的过程中存在患者自身呼吸肌做功与呼吸机做功之间的平衡，人机不协调的结果可能是患者呼吸消耗额外增加，或加速呼吸肌萎缩及无力的进程，因此如何合理辅助呼吸而避免呼吸机依赖，对 ALS 患者来说同样非常重要。设置合理的吸气触发方式（通常流量触发优于压力触发）及触发水平，目的是为了避免吸气初期呼吸肌过度耗能（无效触发、延迟触发），同时避免呼吸机错误感知流量或压力变化而引起的误触发；而合理的吸气流量或吸气时间/吸气上升斜坡，是为了在保证患者潮气量需求的同时避免过大流速造成对气道的刺激引起呛咳不适；合理的呼气切换条件及吸呼时间比设置有助于气体在肺内充分交换并最终呼出。

另一个容易被忽视的问题是呼吸机的过度辅助。由于设置过高的备用呼吸频率，呼吸机的送气转变为时间触发，患者本身呼吸肌缺乏主动收缩做功，长时间机控呼吸的患者看似舒适，但加速了呼吸肌萎缩及无力。当然，除了呼吸机设置，患者本身的情绪管理、营养供给、规律锻炼等，也是保障有创通气顺利实施很重要的因素。

四、常见紧急事件的识别与处理

在实施有创机械通气过程中，常见的紧急事件包括呼吸机供电中断、人工气道阻塞、气囊破损漏气等，当出现以上非计划事件时，医护人员及其他照护人员应沉稳并流畅应对。

1. 呼吸机供电中断　家中常规预留备用电源并保持电量充足，对于接受无创或有创机械通气的患者是非常重要的，当出现紧急停电事件时，呼吸机配置的后备电池及家庭备用电源正常启动是患者生命安全的最大保障。

2. 人工气道阻塞　另一个可能危及生命的紧急事件是人工气道阻塞。由于人工气道使用时间过长、气道湿化不良、分泌物增多及性状改变、护理不当等多种原因，可造成人工气道的部分或完全阻塞。观察患者可见呼吸运动异常、表情痛苦、大汗淋漓，查体可见三凹征、嘴唇发绀，如若观察呼吸机波形，还可见异常增高的气道压力、流速上升或下降缓慢、潮气量显著降低等表现，以上均提示气道阻塞可能。此时如果患者存在血氧饱和度下降或生命体征不平稳，应立即将呼吸机吸入氧浓度调为纯氧后再进行排查及处理，使用一次性吸痰管经人工气道吸痰，根据吸痰管遇到阻力时的深度判断气道阻塞的大概位置并尽可能吸引分泌物。当分泌物黏稠不能通过吸痰解除气道阻塞时，若定位于患者本身大气道内，可立即翻身拍背物理排痰；若定位于人工气道内，应立即拔除人工气道（前提是窦道已形成），经气管造口处或生理气道通气。不建议使用简易呼吸器经人工气道强行用力挤压，该操作容易将痰栓挤压至远端气道，造成更严重的后果。

3. 气囊破损漏气　长期留置人工气道的另一个非计划事件是气囊破损引起漏气。一般漏气并不造成危及生命的突发状况，但会引起呼吸机报警，送气欠稳定，口腔分泌物流入下呼吸道引起肺部感染风险增加。如果听到呼气相患者气管内异常粗糙呼吸音，或观察到呼吸机容量—时间波形中呼气末潮气量未归零，均提示漏气。排查漏气部位，除外管路连接部位问题后检查气囊压力，若气囊充气后很快再次出现压力显著降低，考虑气囊破损，此时应更换气管切开导管。

为了避免后两种情况的发生，一般建议每 2 ～ 3 个月更换气管切开导管，如出现人工气道阻塞或气囊破损，应立即更换。无论出现何种非计划的紧急事件，最重要的是照护者要保持沉着冷静，在维持患者基本通气及生命体征的前提下排查原因并快速解除。

没有条件开展家庭有创机械通气的 ALS 患者需长期住院，而有条件的家庭在出院前应接受系统的有创机械通气相关知识的培训，包括气管切开造口护理、换药、吸痰、气道湿化、呼吸机的使用（更换、消毒、湿化加水、参数读取与分析、简单判断在不同情况下如何调整参数），以及简易呼吸器及氧气瓶的使用。

综上所述，有创机械通气的合理应用有助于处于 ALS 病程后期或早期球部起病的患者维持生存时间及生活质量。

（王丽平、于歆、赵红梅、笪宇威、商慧芳）

第四章　运动神经元病的康复与辅具支持

第一节　康复

随着诊疗技术的不断发展，ALS 的治疗也更加重视康复问题。ALS 由于疾病的特殊性和复杂性，其康复应该是专业化的，应该在神经科医师、康复医师、康复治疗师的共同参与下进行。但康复的重要性、如何进行康复、从哪里入手，都是 ALS 患者和家属需要知晓的。

一、了解运动神经元病的类型，关注功能障碍

ALS 分为不同的类型，其病变部位不同，预后不同，从康复的角度理解就是不同的类型引起的症状不同，即导致的功能障碍及障碍出现的时间对生活影响的严重程度不同。为了功能的维持，在疾病诊疗的同时就应该关注功能障碍，根据不同类型的发展，制订针对不同功能障碍的康复计划。

不同类型的运动神经元病可能引起的功能障碍如下：

1. 肢体运动功能障碍　手功能障碍、上肢功能障碍、下肢功能障碍、平

衡功能障碍、步态异常。

2. 吞咽功能障碍　吞咽困难、饮水呛咳、进食时间长。

3. 言语功能障碍　构音障碍、反复表达不能说清楚。

4. 呼吸功能障碍　胸闷、气短、活动受限、不能平卧。

5. 神经心理障碍　焦虑、抑郁、睡眠障碍。

6. 日常生活能力下降　自理、部分依赖、完全依赖。

二、康复从康复评价开始

康复从哪里入手？我们必须先要了解疾病的类型和程度，以及疾病引起的功能障碍有哪些；哪些功能障碍是可以干预的，哪些是不可逆的；为此要进行几方面的评价。康复的评价需要康复专业人员（如康复医师和康复治疗师）的参与（如图 4-1）。

1. 疾病类型和程度的评价　通过临床医生的诊疗，确定运动神经元病的类型，了解目前疾病的进展情况。

2. 神经电生理评价　通过肌电图的检测判定疾病目前具体累及的范围、神经传导等的具体情况。

3. 功能障碍的评价　通过神经康复专业人员对各种功能障碍的评

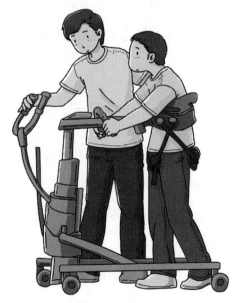

图 4-1　康复评价

价，确定功能障碍的程度，明确可干预的功能障碍，以利于采取不同的康复措施。

4. 日常生活活动评价（Activities of daily living，ADL） 一般通过观察法和量表法，如功能独立性评价（Functional independence measure，FIM)和日常生活活动（Activties of daily living, ADL）量表［巴塞尔（Barthel）指数］，总体分析目前疾病导致的功能障碍对生活能力的影响。

三、康复措施和手段的选择

ALS 的康复应该是建立在严格评价的基础上的，继而充分发挥康复治疗技术。功能障碍的康复，有预防性的康复，也有维持功能的有针对性的康复，以及提高日常生活能力的代偿性康复。康复训练的模式必须考虑到患者的疾病程度和耐受性，训练模式和强度必须要有利于生命的维持和功能障碍的康复及日常生活能力的提高。任何康复训练应在康复医师和治疗师的评估和指导下进行。康复计划应是以个性化的综合考虑制订的，并应在计划的实施中，不断修订。训练应从小的训练开始，循序渐进。有条件的患者可选择正规神经康复机构进行周期性康复治疗。

（一）物理治疗（Physical therapy，PT）

1. 运动疗法 运动治疗在恢复、重建功能中起着极其重要的作用，包括主动训练和被动训练，主要有关节活动技术、关节松动技术、肌肉牵伸技术、改善肌力与肌耐力技术、平衡与协调训练技术、步行训练、牵引技术、神经生理治疗技术、增强心肺功能技术等。

2. 物理因子治疗　即理疗，应用天然或人工物理因子的物理能，通过神经、体液、内分泌等生理调节机制作用于人体，以预防和治疗疾病的方法。常用方法包括：光疗（红外线光疗、紫外线光疗、低能量激光刺激）、水疗（对比浴、旋涡浴、水疗运动等）、电疗（直流电疗、低频电疗、中频电疗、高频电疗或透热疗法）、热疗（热敷、蜡疗、透热疗法等）、压力疗法、音乐治疗等。

（二）作业疗法（Occupational therapy，OT）

作业疗法是采用有目的、有选择性的作业活动（工作、劳动及文娱活动等各种活动），使患者在作业中获得功能锻炼，以最大限度地促进患者身体、精神和社会参与等各方面障碍的功能恢复，帮助患者尽可能恢复正常的生活和工作能力。对于 ALS 患者来说，就是努力减少失用性功能，维持现有功能状态。

（三）吞咽治疗 (Swallow therapy, ST) 和言语治疗（Speech therapy，ST）

吞咽治疗主要是采用康复的治疗方法针对吞咽功能进行治疗，也包括适当的饮食干预和心理指导。言语治疗是由言语治疗专业人员对各类言语障碍进行治疗，其中包括构音障碍等问题。

（四）呼吸训练（Respitany therapy，RT）

通过呼吸治疗师采用各种呼吸训练模式的训练改善呼吸功能，其中也涉及各种训练辅助设施的应用。

四、辅助器具

随着疾病的发展，辅助器具（辅具）逐渐发挥出较大的作用，适当选择辅具可以有效改善患者的工作效率，提高日常生活能力，高科技智能辅具更加有益于 ALS 患者的生活。

第二节　辅具支持

一、辅具的介入

ALS 患者康复中很重要的一部分就是辅具支持。辅具的使用应该贯穿患者的整个病程，根据患者的病情、运动功能的评价结果和生活需求选择相应的辅具，并根据上述情况的变化对辅具的类型、尺寸等进行调整，从而使 ALS 患者可以最大限度地不依靠照护者、保证日常生活的安全性，以及控制症状。更重要的是，辅具的使用可以提高患者的生活质量。

二、运动神经元病使用辅具一览表

表 4-1～表 4-10 介绍了运动神经元病常用辅具及其用途。

（一）助行辅具

表 4-1　助行器

类型	用途
手杖	患者必须有足够的上半身和手臂力量才能安全地使用手杖。手杖通常用于受疾病影响腿的另一侧。它们可以在楼梯上使用。患者可能需要一定的角度和一步一阶地上楼梯。在平地和上楼梯时，患者应先使用更有力量的肢体；当下楼梯时，应先使用力量弱的一侧肢体（"向上用好，向下用坏"）。
拐杖	在 ALS 患者中使用较少，因为它们较重，并且它们的使用需要手臂和躯干有足够的力量并且能维持平衡。
助行架	标准助行器很少用于 ALS 患者，因为它们没有轮子，并且必须抬起再放下以向前推进，这会导致疲劳。轮式助行器不需要被抬起，因而对 ALS 患者是首选的，只要患者可以安全地操纵它们。四轮助行器应配备制动器以确保安全。这类助行器可有一个额外的附加座位，在患者疲劳时可以使用。如果患者由于手部无力而无法使用握把制动器，可以使用能支持滑行的双轮助行器。

表 4-2　轮椅

类型	用途
手动轮椅	手动轮椅应为轻量或超轻型。随着疾病的进展，患者将很难推动轮椅。可考虑租用或借用手动轮椅而不是购买轮椅。可拆卸的轮子使轮椅在小型车辆中的运输更加容易。
运输轮椅	运输轮椅轻便且价格低廉，但必须由照护者推动轮椅。它们可以折叠并装入汽车的后备厢。许多家庭可以租借或买一个作为旅行的备用椅子。
电动轮椅	电动轮椅不适合标准车（需要改装面包车）运输，需要斜坡才能进入住宅。轮椅可以配备通风设备及增强和替代交流的设备。倾斜空间机制用于减轻压力和疼痛。多种驱动控制可使具有不同程度的力量弱的患者控制电动轮椅（如操纵杆、头架、眼动操控）。

（二）转运辅具

表 4-3　转运辅具

类型	用途
牢固的垫子 （5～8 厘米厚）	坐下时允许臀部高于膝盖，从而辅助从坐到站的转移。
旋转靠垫	轻便的座椅可以双向旋转（用于车辆转运）。
自供电或电动升降垫	有助于站立的垫子，使用需要良好的躯干控制和平衡能力。
电动躺椅升降椅	通过使用电动控制辅助上升到站立，可安装在汽车和面包车上。
滑板	协助低水平转移。如果患者具有良好的上肢力量和坐姿平衡可单独使用，或在照护人员的帮助下使用。
安全带	允许护理人员提供安全的转移和行走辅助；腰带置于患者腰部和臀部周围，防止肩部牵引；在协助患者时，它们可以减轻看护者的负担和潜在的肌肉骨骼劳损。带把手的安全带通常是首选。
协助床移动的工具	便于患者在床上调整位置和上下床（如脚凳、床杖等）。

（三）卧具

表 4-4　卧具

类型	用途
护理床	可以调整总床高及头部和膝部的高度。
防褥疮气床垫	定期对两组气囊轮换充气和放气，从而使卧床患者身体的着床部位不断变化；具有人工按摩、促进血液流通、防止肌肉萎缩的作用。
护理床单	一次性使用，无须反复清洗。
护理单	记录各项护理内容及完成次数。
翻身垫	协助患者翻身。
耳部垫圈	用于耳朵能够放置于内圈内的患者，保证耳朵不会在头部重力作用下受压。

（四）沟通辅具

表 4-5　沟通辅具

类型	用途
呼叫器	便于患者呼叫护理者。
拼音板	靠眼球摆动、用拼音板拼写文字。
眼控仪	通过眼球运动操控电脑的电子设备。
脑机接口	利用人脑—电脑连通，电脑接受人脑传来的指令或发送信号到人脑，进行信息交换。

（五）日常生活辅具

表 4-6　日常生活辅具

类型	举例
食物处理及喂食	大型餐具，摇杆刀，砧板，可弯曲的餐具。用于固定餐具的通用袖口，轻便的饮水杯，吸管架，长吸管，防滑垫，移动手臂支撑（用于支撑手臂和辅助自行进食的装置）。
穿衣	纽扣钩，拉链拉片，尼龙魔术贴，袜子辅助用品，弹性鞋带，长柄鞋拔。
美容与个人卫生	带式发梳，长柄梳子，浴室用具配套的圆柱形泡沫手柄，轻便的电动剃须刀，牙刷，牙线棒，长柄海绵。
阅读与写作	书架，手动或自动翻页设备，笔筒，铅笔套，书写夹板，磁性写字板。

（六）呼吸辅具及耗材

表 4-7　呼吸辅具及耗材

类型	举例 / 用途
呼吸 / 咳痰训练器	对有呼吸肌力弱的患者，辅助训练呼吸及咳痰动作。
无创呼吸机及耗材	面罩，管路，过滤棉（具体应用见第三章）。
有创呼吸机及耗材	气切套管，管路，过滤棉（具体应用见第三章）。
排痰设备及耗材	咳痰机，咳痰背心，吸痰器，吸痰管，口腔导管，雾化器，扣背杯。
唾液吸引器	对不能吞咽口水的患者，及时吸出口水，避免因口水呛咳。
制氧机及耗材	家用制氧机、氧气瓶、氧气袋，均可用于增加氧的供给。
呼吸机消毒设备	臭氧消毒器，呼吸机，消毒宝等。

（七）矫形器

表 4-8　踝足矫形器

类型	用途
踝足矫形器	轻至中度足下垂。
碳纤维横向或后侧支撑背屈支撑支架	中度足下垂，还可辅助膝关节的控制。
地面反射型踝足矫形器	伴有股四头肌力弱的轻至中度足下垂。
铰链踝足矫形器	伴有或不伴有痉挛的中度足下垂。

表 4-9　手矫形器（夹板）

类型	用途
手休息夹板	预防手腕和手指屈曲挛缩。
抗爪型手夹板	减少爪形手畸形，改善抓握能力。
掌侧腕上翘夹板	提高腕伸肌力弱患者的抓握能力。
对手短夹板	改善拇指外展和伸展无力患者的抓握能力。

（八）家庭监测设备

血氧监测仪、血压计：在居家条件下，及时了解患者血氧饱和度、血压、心率等指标的变化。

（九）家庭应急设备

表 4-10　家庭应急设备

类型	用途
不间断电源	在停电时，保证呼吸机正常工作。
应急灯	停电时必备。
人工器具	如简易呼吸器、手动吸痰器等，用于医疗设备断电、故障或患者转运时使用。

三、智能科技前景

随着科技的进步，与 ALS 相关的辅具还在不断被开发及更新。例如，目前有多国正在开展"声音库"（voice bank）的项目，使计算机合成的语音与 ALS 患者患病前的声音尽可能相似，从而让 ALS 患者的语音身份更加个体化，交流更加顺畅。此外，目前也有很多为 ALS 患者创建的智能手机应用程序，可以提醒患者服药、提供定位服务、发出警报，等等。这些都为改善 ALS 患者的生活质量提供帮助。

（王丽平、赵晨、宫萍、赵钢、姚晓黎）

第五章　运动神经元病的综合护理

第一节　日常生活环境

ALS 患者随着病程的延长，生活自理能力逐渐下降，甚至无法进行日常行为活动，严重影响患者的生活质量，因此需要长期的家庭照护，而建立安全有效的日常生活环境对 ALS 患者来说尤为重要。

一、居住空间环境

（一）温度

适宜的室内温度会使患者感觉舒适、安宁，减少消耗，利于散热，减轻肾脏负担，同时，还有利于患者的休息。一般来说，温度以 22 ℃ ～ 24 ℃（图 5-1）为

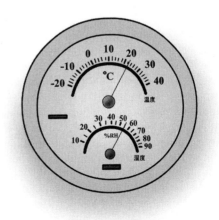

图 5-1　温湿度计

宜，可根据季节不同，使用空调、暖气等不同的室温调控方法或者增减衣被。

（二）湿度

室内湿度一般用相对湿度来衡量，最好保持在 50% ~ 60% 为宜。湿度会影响皮肤蒸发散热的速度，从而造成人体对环境舒适感的差异。湿度过高时，空气潮湿，水分蒸发减少，患者感到潮湿憋闷；高温高湿时，抑制排汗，患者排尿增加，肾脏负担加重，不适宜有心、肾疾病的患者；低温高湿时，潮冷不适，不利于患者的关节活动；湿度过低时，空气干燥，机体水分大量蒸发，引起口干、咽痛、烦渴等，不适宜无创呼吸机或气管切开机械通气辅助呼吸的呼吸衰竭患者。室内湿度过高时，可打开门窗通风换气或使用除湿器；湿度过低时，可使用加湿器。

（三）通风

通风换气（图 5-2）可调节室内的温度和湿度，刺激汗液蒸发及热量散失，增加患者的舒适感，还可刺激皮肤的血液循环。通风是降低室内空气污染，预防呼吸道感染的有效措施。一般情况下，开窗通风 30 分钟即可置换室内空气。通风时应注意遮挡患者，避免直接吹风，导致患者受凉。

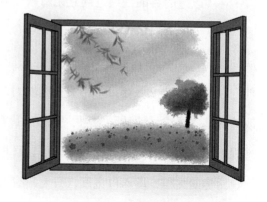

图 5-2　开窗通风

（四）光线

光线能引起患者的心理变化，自然的光照可使患者感到舒适。室内要经常开窗，使阳光直接射入，或协助患者到户外接受阳光照射，使患者身心舒适。午睡时使用窗帘，夜间睡眠时打开地灯，避免阳光或光线直接照射患者的眼睛引起目眩。

（五）安静

安静是指没有噪声危害的声音环境。一般室内的噪声在 35dB ～ 40dB 之间较理想。噪声达到 50dB ～ 60dB 时，患者便可感到烦躁不安，影响休息与睡眠。所以，患者在家中生活时，要保持环境安静，避免大声喧哗，降低电视、电脑等家用电器的音量，或者在家中安装隔音设备。

二、居住环境布局和改造

环境改造的目的是通过建立无障碍环境，消除环境对功能障碍者的各种影响，从而为其提供支持与方便，为其参与社会活动创造基本条件。由于疾病的影响，ALS 患者常常存在日常生活能力障碍，进行环境改造能够帮助他们在最大程度上保存日常生活自理能力，提高患者的生活质量。居家环境改造的基本要求是简洁、实用、安全、卫生，确保个人隐私，应尽量减少改造规模，并注意征求患者的意见。居住环境改造包括卧室、客厅、浴室、厕所、厨房的面积，出入口宽度，有无冷暖设备，家具大小和数量，屋外有无坡路、台阶，台阶数量、高度及有无扶手，道路状态等。根据患者日常生活能力障碍的实际情况，可在室内安装防滑、防跌倒设施。

居家环境改造计划主要包含下列内容：①转移和移动：包括消除屋内、屋外的楼梯、改变通行的宽度、改变扶手的高度、安装电梯等。②便器的选择、扶手的位置等。③入浴：包括浴缸两侧增加扶手、消除浴缸入口的台阶等。④卧室：包括床的选择、床的高度、桌子与椅子的安排、其他设备的安装等。

（一）卧室和床的选择

患者的卧室面积要考虑轮椅的活动范围。若患者不使用轮椅，床的高度以到达患者膝盖的稍上方为宜，不能太高或太低，适宜高度应为 0.4 米～0.5 米，以便于患者上下床。若患者使用轮椅，则床面高度需要与轮椅坐面高度平齐。另外，可以在床边设置扶手，便于患者起身时借力。

（二）床垫的选择

1. 对于生活完全不能自理的患者，无法自行翻身，为了防止发生压力性损伤，可使用减压床垫或者护理床。

2. 常用的减压垫为凝胶海绵垫和动态充气床垫（图5-3）。有研究发现，重症患者

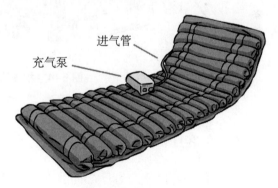

图 5-3 动态充气床垫

使用凝胶海绵垫可使压疮发生率保持在较低水平。

3. 对有生活自理能力障碍的患者来说，将普通的床改换成护理床会有许

多好处。护理床大都具备可调节的功能，可以根据需要垫高患者的背部，调整患者的膝关节高度，而且还可以根据照料护理的需要调节床本身的高度。有的护理床还具备电动旋转功能，控制手边的开关就能够将患者的上半身竖起，持续按住按钮后，背靠部分及座位可旋转90°，便于患者从床边站起。

4. 护理床（图5-4）大都会配备固定或可拆卸的床栅栏。在护理床上安装床栅栏，不仅可以防止患者或被子从床上滑下来，还可以帮助患者翻身和起床。

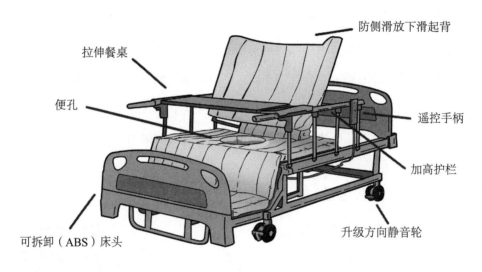

拉伸餐桌

防侧滑放下滑起背

便孔

遥控手柄

加高护栏

可拆卸（ABS）床头

升级方向静音轮

图5-4　护理床

（三）客厅

应设法消除卧室与客厅之间存在的高度差，如果客厅与室外的高度差小于2厘米，则不需要特殊改造，只需要将客厅与室外相连之处的门槛去掉即可；如果高度差在2厘米～10厘米，可根据患者的移动方式与移动能力等具体情况进行改造。例如，使用手杖者，可不必做特殊改造；使用轮椅者，可以将高度差改成坡道模式。如果高度差大于 20 厘米，则必须修建坡道。

（四）厨房

厨房的灶具、水池台面、水龙头高度要调低，以使有日常生活能力障碍的 ALS 患者操作方便。灶台下方需要留有足够的空间，以方便使用轮椅者的轮椅脚踏板进入。

（五）厕所

厕所由于面积的局限，往往是改造中的重点。厕所门应设置为向外开或推拉式，以保证厕所内有足够的空间。应保证家庭厕所宽度不小于 0.8 米，厕所门与坐便器距离不小于 1.2 米，以方便轮椅的进入。此外，坐便器两边要设置扶手，高度、直径根据患者的实际情况而定，以使患者感到舒适为宜。

三、仪器设备的放置

ALS 患者随着病情的发展，会出现吞咽障碍和呼吸衰竭的情况，因此家中可能会配备无创呼吸机、鼻饲设施、消毒设施等医疗设施，医疗设施要与床保持一定的距离。无创呼吸机要远离火源，消毒设施要单独放置。生活用具要放在患者易拿取的地方，物品的摆放要整齐有序，电线不要拖地，以免使患者跌倒。

四、卫浴环境

对于部分自理能力缺陷的患者来说，卫生间是极易发生意外的场所，所以卫生间的设计要全面考虑患者的安全问题。地面宜采用防水、防滑的材料。对于生活不能自理的患者，洗澡时一定要有人陪伴，必要时可使用免洗用品，如免洗洗手液、免洗沐浴液、免洗洗发水等。

（一）盥洗区

洗手池不宜安装得太低，基本上比患者的肘部位置稍低即可，这样可以减少患者腰部的负担。坐轮椅使用时，首先要确保洗手池下方有足够的空间，以避免膝或脚受到碰撞。有的患者手部肌肉萎缩，不能完成精细动作，故应使用较大的杠杆式或掀压式水龙头，如图 5-5 所示。

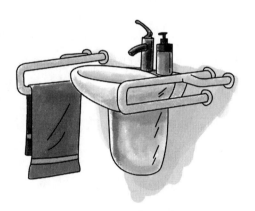

图 5-5　盥洗区示例

（二）坐便器

ALS 患者由于肢体无力，蹲下、站起十分吃力，所以卫生间应选用坐便器。对于使用轮椅的患者，坐便器高度应与轮椅高度一致，可选用具有温水清洗、自动烘干、垫圈加热、抗菌除臭等功能的马桶盖。

（三）淋浴区

洗澡最好选用淋浴。淋浴区可设置淋浴座椅（图5-6），或选用专为行动不便者设计的坐式淋浴器，方便患者在淋浴时使用。如安装浴盆或浴缸，则一定要选用底部防滑的产品，并在手能触及的墙面安装扶手，还要有供患者休息的平台，或安放可以卡在浴盆沿上的坐凳。洗浴用的冷、热水龙头宜选用杠杆式或掀压式开关，并用明显的红、蓝色彩标识清楚。

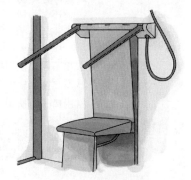

图 5-6 淋浴区示例

（四）扶手

卫生间的坐便器、淋浴区、盥洗区应设置"L"形或"U"形安全扶手（图5-7）。坐便器扶手宜选用"L"形。卫生间应有紧急呼救装置，安装在离坐便器最近的一侧墙上，开关标识清楚，颜色与周围形成反差。

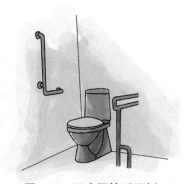

图 5-7 卫生间扶手示例

五、安全设施

ALS患者的居家环境安全重点在于跌倒的预防。患者肢体无力伴肌萎缩导致肢体功能障碍是发生跌倒的危险因素，因此，应着重改善居家环境，预防家中跌倒的发生。改善居家环境的具体措施见表5-1。

表 5-1 居家环境改善措施

危险场所	防跌倒措施
门厅	进门处无门槛 设置灯光照明 设置扶手 无杂物堆放
客厅	取物不需要使用梯子或椅子 沙发高度和软硬度适合起身 常用椅子有扶手
卧室	使用双控照明开关 在床旁安装照明开关，不用下床也能开关灯 床边没有杂物影响上下床 床头装有电话或紧急呼救铃 床铺高度以双脚可直接踏在地板上为宜
厨房	排风扇和窗户通风良好 橱柜要方便患者够取物品，不用攀高或不改变体位即可取用常用厨房用具 厨房内安装电话
卫生间	地面平整，排水通畅 不设门槛，内外地面在同一水平 马桶、洗手池旁有扶手 浴缸、淋浴区使用防滑垫 浴缸、淋浴区旁设有扶手 洗漱用品可轻易取用
地面和通道	地毯或地垫平整，没有褶皱或边缘卷曲 保持地面干燥，无油渍、水渍，无零散物件，过道上无杂物堆放 室内使用防滑地砖 室内无高低落差，无门槛
室内照明环境	室内照明充足且符合患者需求 过道、卫生间和厨房有局部照明 卧室内有小夜灯或地灯

患者居家安全指导的具体内容如下：

1. 嘱患者上下楼要扶好扶手，尤其是下楼；站立或卧位起身时动作要缓慢，必要时有人搀扶，转身动作要慢；晚上床旁放置尿壶；穿防滑鞋，不穿拖鞋（图5-8）；不穿过长的裤子和裙子等；不搬重物或登高取物；照护者选择合适的地板打蜡和拖地时机，最好选择患者不在室内行走时进行。

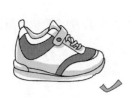 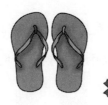 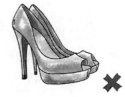

图5-8 鞋子示例

2. 指导患者渐进坐起，渐进下床的"三部曲"。提醒患者生活起居做到3个"30秒"，即醒后30秒再坐起，坐起30秒后再站立，站起30秒后再行走，如图5-9。

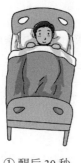 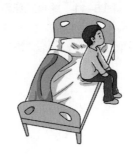 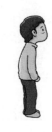

①醒后30秒　　　　　②坐位30秒　　　　③站立30秒

图5-9 起床3个"30秒"

3. 防止地面湿滑和室内光线不足，告知患者下床活动时需有专人陪护，避免患者坠床或跌倒，如图5-10。

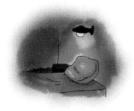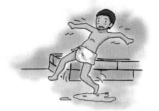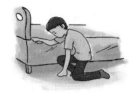

图 5-10　室内安全注意事项

4. 将日常生活用品放在患者易拿取处，同时注意移动患者时轮椅、床要固定好，居住的床最好有扶手或床挡，避免移动患者时导致跌倒（图5-11）。

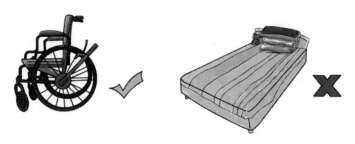

图 5-11　轮椅及床示例

5. 为患者备好呼叫器或摇铃等，以便患者能够得到及时有效的帮助。

六、通讯设施

生活能够自理的患者外出时一定要随身携带手机，并保持 24 小时开机，来电手机铃声应适当增大并同时设置为振动。对于生活部分自理的患者来说，手机应包含语音功能，以便肢体无力的患者可以正常拨打及接听电话。生活完全不能自理的患者家中必须安装呼叫铃和警报器（图 5-12），以便看护者

能够及时发现患者的意外情况或满足患
者的需求。

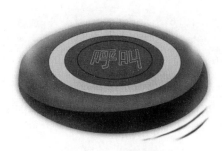

图 5-12　警报器

七、家居物品的清洁与消毒

（一）清洁

清洁是指用水擦拭物体表面，去除尘埃和污垢，保持室内用具及各种物体表面的清洁。该措施可以减少微生物的数量，并可防止带菌尘埃扬起、扩散细菌，但并不能清除全部细菌。

（二）日光暴晒法

被褥、床垫、枕芯、毛毯、衣服、书籍等物品可放到阳光下直接暴晒 6小时（图 5-13），每 2 小时翻动一次。日光中含有紫外线和红外线，照射 6 小时后能达到一般消毒的要求，同时可降低被晒物品含水量，减少微生物生长。

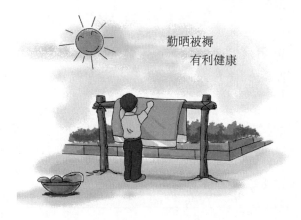

勤晒被褥
有利健康

图 5-13　晾晒被褥

（三）煮沸消毒法

适用于水、毛巾等棉布类、餐具等耐湿耐高温的物品。煮沸能使细菌的蛋白质变性，一般 15 ~ 20 分钟即可，同时沸水水面一定要漫过所煮的物品。

（四）消毒剂消毒法

表 5-2　常见消毒剂及其用法

消毒剂	使用方法
乙醇	①常用于皮肤消毒的乙醇浓度以 75% 为宜。此浓度也可用于钳、镊子和体温表的浸泡，浸后备用。注意浸泡液每周应更换 2 次，并加盖保存，以免乙醇蒸发而失效。② 95% 的乙醇则用于燃烧灭菌，如镊子、钳子等急用时可用此法。
碘伏	常用浸泡法、擦拭法和冲洗法消毒皮肤和黏膜。①浸泡：0.05% ~ 0.1% 溶液，时间 30 分钟。②擦拭：0.5% ~ 2% 溶液，擦拭 2 遍，时间 2 ~ 3 分钟。③ 0.05% 溶液冲洗伤口黏膜和皮肤黏膜，时间 3 ~ 5 分钟。
含氯消毒剂（漂白粉、84 消毒液）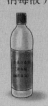	漂白粉常用于餐具、水、居住环境等消毒。①浸泡法和擦拭法：含有效氯 0.02% 的消毒液，用于物品浸泡消毒，时间 10 分钟以上，不能浸泡的可进行擦拭；含有效氯 0.2% 的消毒液用于被肝炎病毒、结核杆菌污染的物品浸泡或喷洒消毒，时间 30 分钟以上。②喷洒法：一般物品表面用含有 0.05% 的消毒液均匀喷洒，时间 30 分钟以上。③由于含氯消毒剂具有褪色，并有腐蚀金属作用，故使用时应避免接触有色衣物及金属制品，如布类消毒后应立即清洗，以免被腐蚀。溶液宜临时配制，久放易失效。

第二节　日常生活照护

　　日常生活功能主要包括 3 个层次的内容：一是基本日常生活活动，是指满足日常生活需要所必需的基本行为活动，丧失这一层次的功能，即失去生活自理的能力；二是工作使用的日常生活活动，是指满足社会生活所必需的行为活动，若失去这一层次的功能，患者就会被限制在家庭这一狭小的区域内；三是高级日常生活功能，反映患者的智力能动性和社会角色功能，丧失这一层次的功能，即失去维持社会活动的基础。

　　ALS 患者由于疾病的原因，会逐渐失去前两项功能，即工作使用的日常生活活动及日常生活活动出现困难，需由他人帮助。下面主要介绍 ALS 患者身体清洁方面的护理。

一、个人卫生

（一）全身皮肤清洁

　　洗澡是清洁身体、保持卫生最有效的方法之一。洗澡有淋浴和盆浴（使用浴缸洗澡、泡澡）之分。

　　在帮助生活不能自理的患者洗浴时，首先要考虑如何根据患者的身体状况优化改造浴室的环境（图 5-14）。

　　更衣间、浴室的温度最好设置在 22±2℃。在寒冷的季节，浴室很冷，赤身时血压会反射性升高，

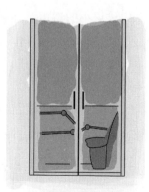

图 5-14　浴室示例

所以要预先让更衣室变得暖和，浴室里也要通过蒸腾的水汽来预暖。热水的温度应在40℃左右，空腹和饱腹时不要入浴。避免长时间入浴。

更衣间若有椅子，脱衣穿衣就会更加方便。脱衣服时，寒冷刺激会让血压发生变化，再加上热水的刺激，血压变化将更大，很可能导致出现洗浴事故，因此要缩小更衣间与浴室及卧室的温度差。尤其是在家中，冬季更衣间和浴室的温度容易降低，因此需要多加注意。利用暖气设备或利用淋浴的热水蓄满浴缸来提高浴室温度，都能起到很好的效果。

浴室内轮椅活动范围不得小于0.8米×1.2米，在临近洗浴的地方要安装扶手，高度与直径设置遵循患者方便的原则。

1. 淋浴的方法

对于生活不能自理的ALS患者来说，洗盆浴不但身体的负荷较大，容易疲劳，而且出入浴缸时的危险性也比较大，有时还存在感染的风险。相比之下，淋浴是种较为适合该类患者的一种洗浴方法。在采取淋浴的方式时，应该事先选用好淋浴椅，让患者坐在淋浴椅上接受洗浴。这里介绍一下帮助患者淋浴的方法：

（1）让患者坐在淋浴椅上。为了保护患者的隐私，患者坐在淋浴椅上时应该用小的浴巾盖在患者会阴部。另外，在帮助患者淋浴时，还可以准备好一个洗脚桶，让患者把双脚放入盛有热水的洗脚桶里泡脚。

（2）在为患者洗发时，可以为患者戴好淋浴帽（图5-15），一边确认好水温，一边洗发。照护者可以用手蘸上浴液为患者清洗脸部、耳朵和脖子，然

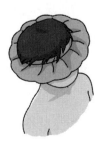
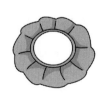

图5-15　淋浴帽示例

后用蘸有浴液的海绵清洗患者的手臂、胸部、腹部和会阴部。接着，清洗背部、臀部以及下肢。最后，用水喷头冲洗干净，用浴巾擦干水。

（3）让患者坐在更衣间的椅子上，仔细擦拭身体，同时观察皮肤，但要注意个人隐私，避免过度暴露。用吹风机吹干湿头发。洗澡后不能忽视水分的补给。为消除洗浴后的疲劳，要安排患者安静地躺下养神。

2. 盆浴的方法

ALS 轻症患者进行盆浴时，一定要注意做好安全保护措施。

盆浴时的注意事项：

（1）在浴室准备海绵垫，便于患者安全出入。

（2）在洗澡前，应该让患者做好洗澡的心理准备，并且事先测量患者的体温、血压、脉搏、呼吸等。

（3）在洗澡前还应该确认患者是否有尿意和便意，安排患者完成排泄，防止在浴室内大小便失禁。

（4）帮助患者出入浴缸时，注意在浴缸旁边放置椅子，高度最好与浴缸的高度相同。让患者先坐在椅子上或坐在浴缸边缘上，然后再进入浴缸，这比站立式地进入浴缸要安全。

（5）帮助生活不能自理的患者利用盆浴洗澡，最好两人一起协调配合。盆浴前应该事先用手或温度计确认水温，于40℃的热水中浸泡。

（6）在泡澡中要让患者保持正确的姿势，确保重心线位于骨盆的中央，防止双脚上浮导致溺水。

3. 床上擦浴的方法

对于生活不能自理的患者来说，洗澡对身体造成的负荷较大。在这种情况下，可以采用擦拭身体的方法来保持身体的清洁。具体的方法如下：

（1）在帮助卧床患者擦身之前，应该事先调节好室内温度。特别是在秋冬季节，应该关好门窗防止有风吹入，室温保持在22℃~24℃。

（2）水的温度最好保持在55℃左右，水量占水盆容量的一半左右。盆中的水要根据清洁程度和水温适时更换。可以不断地加入热水来保持水温，或者更换新的热水。

（3）寒冷的季节尽量选择在白天暖和的时间进行。

（4）擦浴时要注意避开空腹和饭后的时间段，擦身前最好先帮助患者排泄。

（5）擦浴时要尽量减少皮肤裸露，同时要注意保护患者的隐私。

（6）擦洗顺序：首先让卧床患者采取仰卧位，从脸部开始，按照耳朵、脖子、上肢、胸部、腹部的顺序先擦拭；然后让患者采取侧卧位，擦拭后背部、腋下、腰部和臀部；最后让患者恢复仰卧位，为患者擦拭脚趾、小腿、大腿和会阴部。为了促进血液循环，应该从距离心脏较远的位置起向心脏方向进行擦拭。擦浴过程中照护者要随时观察患者的反应，及时询问有无不适主诉，如出现心慌、寒战的不适时及时停止操作（详见图5-16）。

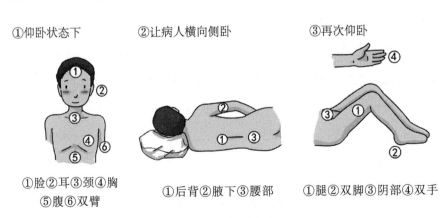

①仰卧状态下　②让病人横向侧卧　③再次仰卧

①脸②耳③颈④胸
⑤腹⑥双臂

①后背②腋下③腰部

①腿②双脚③阴部④双手

图5-16 擦洗顺序

（二）毛发清洁

头发和头皮容易被汗液和油脂等弄脏，如果头发不清洁的话，会引起头痒、头皮屑增多、出现异味等现象。头发不清洁除了不卫生以外，还会影响人的心情。ALS 患者在身体状况较好的情况下最好每周洗发 1～2 次，以便保持头发的洁净，同时也让患者保持良好的精神状态。

在进行洗发护理之前要注意以下几点：

①调节房间的环境，为避免风从缝隙吹进来，应关紧窗户，将室温保持在 22℃～24℃。

②选择好时间，避免空腹或饭后进行洗发护理，天气寒冷时尽量选择白天中暖和的时间段。

③洗发前应该让患者先排泄。

④应以舒适、安全的体位进行。

⑤照护者可以一边为患者洗发，一边和患者交谈，让患者放松心情。

为患者洗发时应该准备的物品和用具包括：浴巾 1～2 块、浴用毛巾、热水桶、污水桶、热水壶或热水瓶、水壶（也可以是小脸盆、水瓢）、洗发垫（洗发用的头垫）、塑料板和塑料薄膜、耳塞、洗发露、护发素、梳子、吹风机及毛巾被等。

1. 帮助卧床患者洗发的方法

（1）首先帮助卧床患者变换体位，在患者的肩膀下面垫入一个小枕头，同时让患者的双膝弯曲，在下面垫入一个枕头，保持身体的稳定，避免疲劳。

（2）在防水布的上面盖上浴巾，然后把它们放到患者头下，再把脸上加盖一块毛巾。然后，在患者的上半身下方铺上塑料薄膜，再在上面铺上浴巾。用毛巾把患者从颈部到肩部裹起来，并且把患者的头部转移到床边。在患者的头部下面垫好洗发垫，使洗发垫的底端进入污水桶内，污水桶的下面也要垫上塑料板或报纸等。

（3）先用梳子梳理头发，然后用温水（38℃～39℃）打湿头发。之前必须先告诉患者，并且向患者确认水温是否合适。

（4）挤少许洗发露在手掌心，并搓出泡沫后手指内侧轻轻接触头皮，类似按摩一样开始清洗。洗发时，使用左手支撑头部，为避免被指甲扎到，应使用右手的指腹部分，从头发的发际线开始清洗，并向头顶施加一定的压力。此时，头部后侧的清洗顺序为从颈部朝向头顶部。用干毛巾擦干洗发露的泡沫。

（5）用温水冲洗。将洗发露充分清洗干净。

（6）取下洗发垫和披肩，展开缠绕在头部的毛巾，将头发上的水擦干净。

（7）使用吹风机吹干头发。吹风机距离头发30厘米左右。但注意不要让脸部和耳朵等直接接触热风。

（8）洗发结束后，要及时为患者补充水分，并且让患者在舒适的姿势下休息。

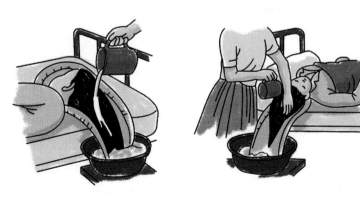

图 5-17　卧床患者洗发

2.免洗洗发水的使用方法

无法为患者洗发时，可以使用免洗洗发水等擦拭头部，以保持头发的清洁。具体步骤如下：

（1）在头部下面铺上塑料板和浴巾。

（2）使用毛巾取适量免洗洗发水，将头发分成几部分后，一边轻轻按摩一边擦拭。另外，毛巾应适当更换。

（3）使用梳子梳理头发，并用拧干的毛巾将洗发水擦干净。

（4）使用吹风机吹干、整理头发。

（5）清理脱落的头发。

（6）取下铺在患者头部下面的塑料板和浴巾。让患者安稳地躺好。

3.梳理头发

早晨起床后，照护者应该用梳子帮助患者把头发梳理整齐。梳理头发还有助于维持头皮及头发的健康，修饰形象还能够转换患者的心情。

（三）面部及眼部的清洁护理

在帮助 ALS 患者洗脸时，对有能力到盥洗室的患者要尽量鼓励他们到梳洗室去刷牙、洗脸。如果患者无法去梳洗室，要尽量帮助其坐起身来自己洗脸，这时可以帮助患者戴上围裙，挽起袖口来洗脸，并且要准备好擦脸的热毛巾。

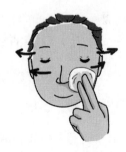

图 5-18　清洁面部

如果患者无法起身只能躺着的话，照护者可以把脸盆和毛巾等洗脸用具放到枕头边上，首先要用热毛巾擦拭脸部。擦拭的顺序是眼睛、前额、鼻子、脸、颊、嘴。可以用轻薄型的毛巾或湿手巾为患者洗脸。洗脸时，耳朵和脖子周围也要仔细擦拭，然后用干毛巾吸干水分。

眼睛是重要的视觉器官。眼睛容易被眼屎、眼泪等污染，从而引起炎症，所以应多加注意。另外，眼睛可能因进异物而受伤。洗脸时可以用热毛巾或棉花擦拭眼睛，擦拭时应该从两眼的内眼角到外眼角，左右眼交替擦拭。

（四）耳部清洁

耳朵内容易堆积耳垢，耳垢又可能引发耳部炎症、听力丧失等疾患。所以，应该定期使用棉棒或耳勺清洁耳朵。在做清洁之前，需要准备的物品有耳勺、棉棒、橄榄油（或香油）、纱布、装污垢的容器（塑料袋或纸袋）等。清洁时，用棉棒或耳勺清洁耳道口附近的污垢，注意棉花棒深入以 1cm 为限，不要过度伸入内部。当耳垢凝固不容易去除时，可在棉花棒涂上橄榄油或耳垢水（碳酸氢钠、甘油、水的混合液）等使其软化后清除，但不可勉强。必要时，请医护人员帮忙清理。耳郭和耳后要用拧干的毛巾擦拭。

（五）口腔清洁与流涎护理

口腔护理可以预防口腔疾病、保持身体健康、提高患者生活品质，包括刷牙、漱口、擦拭、预防舌苔及口腔干燥等行为。患者如果出现牙齿摇晃、进食时感到疼痛等情况，应及时就医，不要私自处理。

1. 协助患者漱口

漱口是去除口腔内污渍及食物残渣的既简单又有效的方法之一。

（1）早晨起床之后，或是晚上入睡之前，以及每次用餐的前后都应该帮助患者漱口，以便保持口腔清洁。

（2）帮助患者漱口时一般只用温水就可以，如果加入一些漱口水的话，效果会更好。

（3）对生活不能自理的患者，照护者要做好漱口的护理。帮助患者漱口时，要尽量选择坐位或侧卧位等便于患者漱口且舒适的姿势。漱口前最好在患者的脖子和胸前围上毛巾。

2. 协助患者刷牙

使用牙刷的目的主要是去除牙齿上的食物残渣，防止生成牙垢。

（1）对于生活能够自理的患者，应该鼓励他们保持自己刷牙的生活习惯，照护者可以帮助他们准备好牙刷（年纪大的患者最好用小号的牙刷或儿童牙刷）、牙膏、漱口水、漱口杯等刷牙用具，让他们在盥洗间自己刷牙。

（2）帮助生活不能自理患者刷牙时，要尽量选择坐位或者侧卧位等便于刷牙的姿势。采取坐位时，要帮助患者戴好围裙，或是在患者的脖子和胸前围上毛巾。

3. 卧床患者的口腔擦拭

（1）在进行口腔擦拭之前要准备的用具包括：海绵刷、水杯或吸饮器具、托盘（吐水盆）、毛巾、纱布。根据需要，还可准备漱口水和一次性手套。

（2）口腔擦拭时需要选择舒适的姿势，尽可能选择坐位或是侧卧位。选择侧卧位时，最好略微抬高患者的上半身，并且在患者的脖子和胸前铺上毛巾。

（3）将海绵刷浸泡到装有温水的杯子里，拧干。

（4）使用拧干的海绵刷，仔细擦拭口腔内部。顺序为：湿润口唇，再擦拭左侧牙齿外，右侧牙齿外；左上牙齿内侧、咬合面，左下内侧、咬合面，然后左侧面颊；右上内侧、咬合面，右下内侧、咬合面，右侧面颊；舌面上、下 V 字形，上颚内 U 字形擦拭（详见图 5-19）。

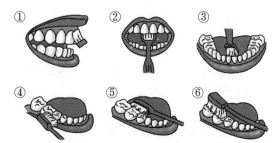

图 5-19　刷牙顺序

4. 流涎的护理

流涎是 ALS 患者普遍存在的问题，其原因不是唾液产生增多，而是吞咽困难。患者的舌头和喉咙肌肉无力，不能自动吞咽聚集在口腔里的唾液，过多的口水、粘液随时从口角流淌出来。流涎能导致多种并发症，如口周皮炎、口腔卫生不良、口臭、进食困难、言语困难及吸入性肺炎，甚至窒息等。

患者流涎时，唾液大量潴留于口腔内，易误入气管而吸入肺中，造成吸入性肺炎，侧卧或俯卧位有利于积聚的唾液自然流出，避免误入气管。同时可以通过采用行为学方法，包括避免进食增加唾液分泌的食物（如咸味或加调味剂的食物）、口腔清洗、尝试增加吞咽次数等，另外吸引器也有助于分泌物的处理。

5. 保持口周皮肤清洁

主要护理原则是及时清洗、保持干燥，采用清洁—润肤—皮肤保护等步骤进行皮肤护理，及时清除面部及口腔分泌物。

（1）温水擦拭面颈部皮肤，并适当涂抹皮肤润肤剂，要及时更换围巾，尽可能保持流涎处干燥，保持床单清洁、干燥。

（2）患者头部采取向左右两侧分别侧偏，下颌处垫亲肤棉垫，防止分泌物流入颈部，或用棉垫卷围在患者颈部，或用成人防水围嘴（图 5-20），颈部皮肤潮湿

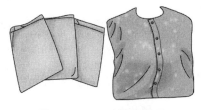

图 5-20　口腔护理用品

时，及时用清水清洗，然后毛巾擦干，防止唾液中的消化酶对颈部皮肤造成损伤。

（3）若患者有气管切开，按需及时吸痰，保持气管切开处局部皮肤清洁干燥，每日换药 2 次，唾液浸湿应随时换药，固定套管的系带用纱布包裹每天更换 1 次。

（六）鼻部清洁

鼻子是呼吸的重要器官，如果鼻子堵塞就会引起不适，甚至导致呼吸困难。鼻子不清洁会容易引起鼻炎、中耳炎等疾病。鼻屎可以利用沾了婴儿油的棉花棒清理掉。如果鼻屎过硬，可以先用滴鼻剂润滑，然后用儿童用吸鼻器（图 5-21）清理干净。要注意，镊子很危险不能用于鼻子的清洁护理。

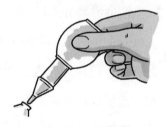

图 5-21　吸鼻器

（七）指甲修剪

患者的指甲如果过长不仅容易戳伤皮肤，而且容易堆积污垢，引发感染，所以需定期修剪指甲保持清洁。修剪好指甲后，要打磨光滑。有些患者的指甲比较坚硬难以修剪，在这种情况下，可以用锉刀磨平坚硬的地方。另外，洗澡后或用温水洗手后，指甲会变得柔软，这时更容易修剪。

（八）会阴护理

会阴部特别容易被排泄物污染而产生恶臭等，有时还会导致泌尿系感染，因此对于卧床患者来说，保持会阴部的清洁非常重要。无法洗澡或是使用纸尿裤的患者，除了每次排泄后进行擦拭外，每天至少应该对会阴部进行清洗或擦拭一次。

1. 擦拭会阴部时物品准备

包括盛温水的水壶、冲洗用的瓶子（可以用矿泉水的空瓶代替）、毛巾2～3条、浴巾2～3条、便器、防水布（塑料布）、纱布、一次性手套、塑料袋，以及根据患者的实际情况准备替换的纸尿裤等。擦拭会阴部时，应使用专用的水盆和毛巾。擦拭会阴部的毛巾应该和擦拭身体的毛巾区别开来，为了预防感染尽可能使用一次性手套，不要徒手接触私处。

2. 会阴部清洗的方法

（1）先帮助患者脱掉裤子和内裤（纸尿裤）。为了保温以及防止不必要的暴露，应该为患者盖上浴巾。躺着清洗的时候，尽量让患者侧卧，在臀部下面垫好防水布（塑料布）和浴巾。然后放好坐便器。如果不能使用坐便器，那么就铺2～3层一次性尿垫或纸尿裤。

（2）准备好37～38℃的温水，向会阴部淋水，注意水不要太热。把毛巾轻轻拧干开始清洗，女性应该从上到下（从前向后）进行清洗。男性应该用毛巾托住阴茎，清洗龟头、阴茎与阴囊。

（3）冲洗完毕后，用毛巾擦干水，取出坐便器，帮助患者穿好衣裤。

二、行动与转移

居家护理中，ALS 患者卧床期间的翻身和体位转换是不可缺少的内容。病情严重的患者甚至连基本的坐、卧姿势都无法保持，这种情况下掌握翻身和变化体位的照护方法至关重要。

帮助患者翻身和变换体位主要有以下五种方法：在床上水平移动、在床上向上方移动、从仰卧位变换到侧卧位、从侧卧位变换为仰卧位、从仰卧位变换到床端坐位。这些护理动作都必须应用到人体力学的原理。患者在家中如未及时翻身，可能会造成皮肤组织出现损伤，因此对于皮肤压力性损伤的预防和早期干预是照护者应该熟知的。

（一）翻身

ALS 患者卧床时身体稳定的姿势主要有两种，一是仰卧的姿势，二是侧卧的姿势。帮助患者翻身的方法主要是从仰卧的体位变换到侧卧的体位。从仰卧位变为侧卧位是吃饭、饮水、排泄、身体清洁、更衣，以及更换床单等照护过程中使用最频繁的动作。

1. 从仰卧位变换到侧卧位的方法

从仰卧位变换到侧卧（以左侧为例）位的主要步骤如下：

（1）让患者面部朝向翻身的一侧（左侧），并且让患者把双手放在胸前，帮助患者轻轻抬起膝盖。

（2）照护者站在患者左侧，一只手扶住患者右边的肩，另一只手扶住患者右边的膝盖。让患者的肩膀和膝盖配合往左边倾，然后帮助患者翻身，全身变为侧卧位。

2. 从侧卧位变换为仰卧位的方法

（1）照护者站在侧卧患者面对的位置。取下垫在患者膝盖下的垫子，让患者伸直膝关节。

（2）照护者将双手分别放在患者的肩膀和腰部，然后慢慢地朝患者的背部方向放倒患者的身体。纠正患者身体的骨盆位置，使得头部、脊柱、骨盆

和下肢保持直线，让患者在床的中
央部位呈仰卧位躺稳，如图5-22。

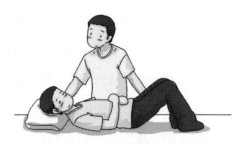

图5-22　侧卧位变仰卧位示例

（二）变换体位

1.床上水平移动的护理方法

以帮助卧床患者向床的右边水
平方向移动为例，主要步骤如下：

（1）照护者站在要让患者水平移动的方向，让患者把双手腕抱在胸前。

（2）照护者将左手伸进患者的脖子下方，以手的肘关节支撑患者的脖
子，以手掌支撑患者的肩膀。同时把右手放在患者左侧按在床上形成支点。
然后，用支撑患者上半身的左手腕往自己的身前（右边）移动患者的上半身。

（3）照护者伸出双手腕插入患者腰部和大腿的下方。以双手腕为杠杆抬
起患者的臀部，往自己的身前移动患者的下半身。在做这一动作时，照护者
应该弯腰，并且把自己的双膝顶在床边形成支点。

2.床上向上方移动的护理方法

（1）如果患者双上肢无力，下肢可配合时，可以遵循以下步骤：

①先让患者双膝弯曲，并且将小腿
尽量竖直，照护者站在左边将一只手插
入患者右边的腋窝，另一只手腕插入患
者大腿的上方，如图5-23。

②照护者将自己的重心移到靠近患
者头部的脚上，同时告诉患者用双脚踏
床，并且抬起腰部配合照护者的动作。

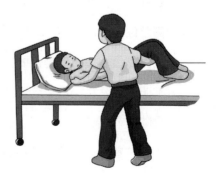

图5-23　床上向上方移动示例

然后数"1、2、3"，和患者一起往床的上方移动身体。

（2）如果患者双下肢无力，上肢可配合时，可以遵循以下步骤：

①先让患者双膝弯曲，并且将小腿尽量竖直，照护者左手臂伸进患者的腰部，右手手腕插入患者的膝下。

②照护者将自己的重心移到靠近患者头部的脚上，同时告诉患者用双手握住床栏，并且抬起腰部配合照护者的动作。然后数"1、2、3"，和患者一起调节呼吸往床的上方移动身体。

3. 从仰卧位变换到床边坐位的护理方法

（1）先让患者双手抱在胸前，照护者按照在床上水平移动的方法朝自己的身边水平地移动患者。

（2）照护者用一只手一边保护患者的脖子一边支撑患者的肩膀，另一只手按住患者的手背，让患者从床上坐起。

（3）照护者一手扶住患者的上半身，一手从对侧膝部向膝下勾住。以患者的臀部为中心旋转患者身体。

（4）照护者将患者的双脚平稳地放到地面，让患者在床边坐稳，确认患者是否有头晕等不适的情况。

4. 从床边移动至坐到轮椅上

（1）将轮椅车以20°～30°的角度斜对着床放置，确认轮椅处于刹车状态，并且收起轮椅的踏脚板。照护者用自己的双膝固定患者的膝盖，让患者的手环抱照护者的肩膀，然后照护者支撑患者的腰部让患者从床上站起来。

（2）照护者双手抱住患者的腰部和背部，移动脚尖，缓慢地转换方向。

（3）照护者降低自己的腰部，让患者坐到轮椅车上，然后到轮椅车的后方帮助患者在轮椅上坐稳，放下踏脚板，把患者的双脚放到踏脚板上。

5. 从轮椅上移动至坐到床上

（1）将轮椅推到床边，使轮椅与床边呈 20° ～ 30° 角，确认轮椅处于刹车状态，并且收起踏脚板（图 5-24）。

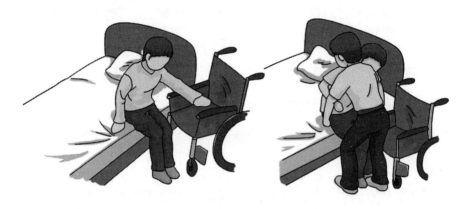

图 5-24　从轮椅移动到床上示例

（2）帮助患者坐在轮椅上的臀部前移，让患者的手环抱照护者的肩膀，照护者双手抱住患者的腰部，用自己的双膝固定患者的膝盖，将患者扶起，转动患者的身体到床边。

（3）让患者坐到床上，确认患者是否坐稳。

6. 从轮椅到卫生间马桶

（1）将轮椅停靠在与马桶成直角的位置，照护者用右手支撑患者的左侧腋下，同时用左手支撑患者的腰部，帮助患者从轮椅车上起身站起来，如图 5-25。

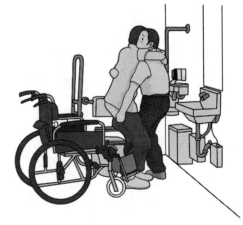

图 5-25　从轮椅上到卫生间示例

（2）帮助患者利用身体的重心移动，让臀部正对马桶。

（3）患者的臀部对着马桶后，照护者帮助患者脱下裤子。

（4）照护者用手支撑患者的腋下，帮助患者弯腰坐到马桶上。这时，照护者的左手应当扶住患者，避免患者的臀部突然快速坐到马桶上。

（三）压力性损伤的预防

重症 ALS 患者如果没有进行正确有效的翻身，就会出现压力性损伤。所以照护者要做好预防工作。

1. 什么是压力性损伤

压力性损伤曾被称为褥疮、压力性坏死和缺血性溃疡。美国国家压疮咨询委员会 2016 年 4 月更新压疮术语及定义。压力性损伤 (Pressure injury) 是位于骨隆突处、医疗或其他器械下的皮肤和 / 或软组织的局部损伤。可表现为完整皮肤或开放性溃疡，可能会伴疼痛感。损伤是由于强烈和 / 或长期存在的压力或压力联合剪切力导致。

2. 压力性损伤发生后皮肤的表现

压力性损伤的表现分为四期和 2 个阶段，如图 5-26 所示：

当出现 1 期压力性损伤时可表现为皮肤完整，出现压之不褪色的局限性红斑（通常在骨隆突等容易受压部位），与周围的组织相比，该部位可能有疼痛、硬肿或松软，皮温升高或降低。注意：1 期压疮对于肤色较深的患者可能难以鉴别，因为深色皮肤可能不易观察到明显的红斑表现。

需提醒照护者注意的是，如果患者出现 2 期、3 期或 4 期压力性损伤时，应尽可能到医院进行正规伤口处理，以免皮损加重或感染。

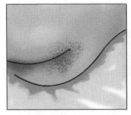
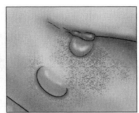
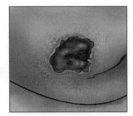

1 期，指压不变白红斑，皮肤完整　2 期，部分皮肤缺失，真皮层暴露　（可疑）不可分期，全层皮肤和组织缺失，损伤程度被掩盖

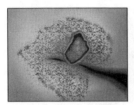
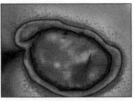
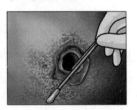

3 期，全皮层皮肤缺失　4 期，全层皮肤和组织缺失　深部组织损伤

图 5-26　压力性损伤分期示例

3. 压力性损伤的好发部位

压力性损伤多发生于经常受压和无肌肉包裹或肌肉层较薄、缺乏脂肪组织保护的骨隆突处，如图 5-27。

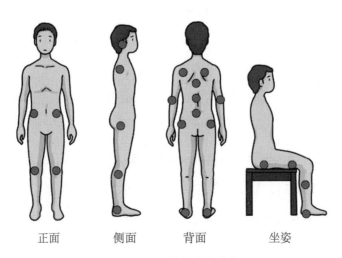

正面　　　　侧面　　　　背面　　　　坐姿

图 5-27　压力性损伤好发部位

仰卧位时好发部位：枕骨粗隆、肩胛、肘部、骶尾部、足跟部；

侧卧位好发部位：耳郭、肩峰、肋骨、髋部、膝关节内外侧、内外踝等；

俯卧位好发部位：髂前上棘、肋缘突出部、髌骨、足尖；

坐位好发部位：坐骨结节、足底。

4. 压力性损伤的具体预防措施

侧卧位时尽量选择 30° 侧卧位，可以使用 R 型垫（如图 5-28）或枕头支撑。

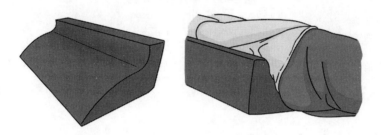

图 5-28　R 型垫

充分抬高足跟，足跟是压力性损伤的第 2 位高发部位，可沿小腿长度垫一软枕，使足跟"漂浮"，如图 5-29。

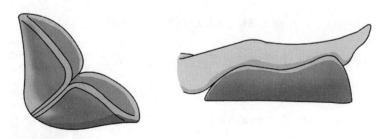

图 5-29　足跟防护

除非病情需要，避免长时间抬高床头超过 30° 和保持半坐卧位。如果病情需要必须要取上述两种体位，可先摇高床尾至一定高度，再摇高床头，避免在骶尾部形成较大的剪切力。若没有条件摇高床尾时，可在臀部下方垫一软枕，如图5-30。

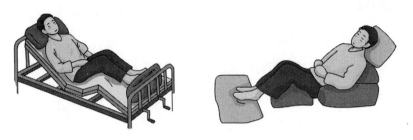

图 5-30 半坐卧位示例

所有高危人群都应该定时变换体位，以减少身体受压部位承受压力的时间和强度。最好每1～2小时翻身一次，如果在此期间患者的皮肤仍然出现压红，可适当缩短翻身时间。

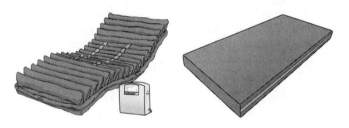

图 5-31 防压力性损伤床垫示例

患者使用轮椅时，可将座椅靠背向后倾斜20°或使用支撑物，在腰部使用靠垫，轮椅坐位面使用减压垫（如图5-32）。指导患者和照护者采用正确的减压的方法，每15～30分钟减压15-30秒，每小时减压1分钟。可以协助患者将臀部腾空，或身体前倾、斜倚。

保持皮肤的清洁和湿润有利于预防压力性损伤

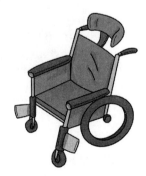

图 5-32 轮椅示例

的发生。可选用无刺激、无香味、弱酸性的皮肤清洁剂清洁皮肤，定期沐浴，勤换衣服、床单等，禁止对受压部位进行按摩。可以使用润肤油、润肤露，必要时可使用皮肤保护膜。

三、排泄的护理

（一）排尿的照护

照护者需要协助卧床 ALS 患者进行床上大小便，并在护理的过程中及时观察排便排尿的过程有无异常，如有异常或患者有不适症状，请及时就医。

1. 帮助男性 ALS 患者床上使用小便器的方法

（1）首先在患者的腰部下方垫上一次性尿垫或防水布，避免弄脏被单。

（2）把患者的阴茎完全放入小便器的接尿口内，并把小便器固定在双腿之间。如果患者能够侧卧，可以帮助患者自己拿着小便器排尿。

（3）患者排尿结束后，有时候还是会流出少许尿，所以，照护者在拿走小便器时应该用卫生纸包住患者的阴茎，然后再帮助患者清洁阴部。

2. 帮助女性 ALS 患者床上使用小便器的方法

（1）在患者的腰部下方垫上一次性尿垫或防水布，避免弄脏被单。要注意，女性小便时容易洒出来，容易弄脏床单和被子。

（2）让患者双膝直立，略微张开双脚。把小便器的边缘放到可以接触尿道口与肛门之间的位置，按住小便器充分接触身体。然后再略微抬起一点。

（3）用卫生纸等垫在前侧。纵向折叠卫生纸。并且放在患者的阴部，防止尿液飞溅，同时引导尿液流向小便器。这样还可以照顾到患者的害羞心理。

（4）当患者尿完之后。清洁擦拭时必须从尿道口向肛门，从上到下进行擦拭。排泄后进行清洁处理时，照护者可以戴上手套进行擦拭，可以用热毛巾擦拭患者阴部以保持清洁。

3. 帮助卧床 ALS 患者使用便器的方法

（1）在便器中铺垫几张卫生纸。冬天，可事先用热水对便器进行加温，然后再铺垫卫生纸，避免患者受凉，在患者臀部的下方事先放好防水布。

（2）采取仰卧位的患者配合抬起腰部，以便放入便器。如果患者无力自己抬起腰部的话，可以在患者臀部放入一块方巾，再把方巾的两头绑在照护者的左手臂上，照护者一边用力抬起绑着方巾的手臂帮助患者抬起腰部，一边用右手往患者的臀部下方插入便器。在患者实在无法抬起腰部的情况下，可以让患者采取侧卧位，然后在臀部位置放好便器，再让患者恢复仰卧位。要确保患者的臀部正好对着便器，让肛门位于排便器开口部分的正中间。老年女性排便时会同时排尿，所以应该在阴部上面放好卫生纸以防止尿液飞溅出来。

（3）让患者的膝盖弯曲一定的角度，并且在患者的下半身盖上毛毯。以保护患者的隐私。

（4）患者排便结束后，照护者先拿出便器，然后帮助患者清洁阴部，擦拭时应该从前往后进行。擦拭干净后，取走患者臀部下方的防水布，帮助患者整理好睡衣睡裤。接着还要帮助患者洗手。

4. 更换纸尿布

（1）让患者采取侧卧位，用手抓住床栏杆。为了在换尿布的过程中保护患者的隐私，应该在患者的腰部位置盖上毛毯。照护者先为患者取下脏的尿布，并且把脏尿布卷起来。这时照护者还应该观察一下排泄物的情况，如排泄物的颜色、气味、形状等，如有异常就应该联系医生处理。

（2）照护者用热毛巾为患者擦拭阴部、臀部及肛门部位。阴部位置应该从前向后擦拭。

（3）然后再用干毛巾把水分擦干净。同时，还要观察患者下半身皮肤的状况，看看是否有压力性损伤的迹象。

（4）让患者保持侧卧位，把新的纸尿布横向卷起约一半，在患者的臀部下方放入新的尿布。

（5）让患者采取仰卧位，展开新尿布卷起的部分。在患者腰部和臀部的下方把尿布均匀地铺好。

（6）为患者裹好纸尿布，利用两侧的纸尿布侧边压住纸尿布。压住纸尿布后用胶带固定。注意大腿根部不可勒得过紧。新的尿布穿戴要点为：尿布的上端部分对齐腰部，尿布的中心对齐臀部的中心（详见图5-33）。为患者换好新的尿布后，应该让房间通风换气。

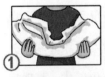
① 将纸尿裤摊开后对折拉松让纸尿裤成凹槽弧形。

② 将患者翻身成侧卧姿势，抽出用过的尿裤，将新尿裤穿过胯下。

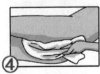
④ 以"尿湿显示"为中线，后片对齐肚脐，调整至前后等高。

④ 整理并摊开纸尿裤后片，包覆于臀部，再翻回平躺姿势。

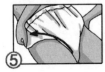
⑤ 整理并摊开前片，请注意保持尿裤中部的凹槽弧形，不要刻意拉平。

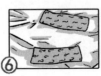
⑥ 先固定两侧下方胶带，微微向上拉；再贴上方胶带，微斜向下拉。

图 5-33　更换纸尿布

5. 尿潴留的护理要点

尿潴留是指尿液大量存留在膀胱内而不能自主排出。当 ALS 患者出现尿潴留时，护理时应注意以下几方面：

（1）提供隐蔽的排尿环境。关闭门窗，屏风遮挡，请无关人员回避。适当调整治疗和护理时间，使患者安心排尿。

（2）调整体位和姿势。酌情协助卧床患者取适当体位，如扶卧床患者略抬高上身或坐起，尽可能使患者以习惯姿势排尿。

（3）诱导排尿。利用条件反射如听流水声或用温水冲洗会阴，诱导排尿。

（4）热敷、按摩。热敷、按摩可放松肌肉，促进排尿。如果患者病情允许，可用手按压膀胱协助排尿。切记不可强力按压，以防膀胱破裂。

（5）及时发现患者心理变化，安慰患者，消除其焦虑和紧张情绪。

（6）上述方法仍不能缓解，需及时就医实施导尿术。

6. 尿失禁的护理

尿失禁是指不受意识控制，尿液不自主地流出。通常情况下在家中可以应用接尿装置接取尿液，减少尿液刺激皮肤。女性患者可用女式尿壶紧贴外阴部接取尿液；男性患者可用尿壶接尿，也可用阴茎套连接集尿袋，接取尿液，但此方法不宜长时间使用，每天要定时取下阴茎套和尿壶，清洗会阴部和阴茎，并将局部暴露于空气中。

（二）排便的照护

1. 便秘的处理

便秘指正常的排便形态改变，排便次数减少，排出过干过硬的粪便，且排便不畅、困难或常有排便不尽感。出现此种情况时，应当如下进行护理：

（1）提供适当的排便环境：为患者提供单独隐蔽的环境及充裕的排便时间，以消除紧张情绪，保持心情舒畅，利于排便。

（2）选取适宜的排便姿势：在床上使用便盆时，除非有特别禁忌，最好采取坐姿或抬高床头，利用重力作用增加腹内压促进排便。病情允许时让患者下床上厕所排便。

（3）腹部环形按摩：排便时用手沿结肠解剖位置自右向左环行按摩，可促使降结肠的内容物向下移动，并可增加腹内压，促进排便。指端轻压肛门后端也可促进排便。

（4）遵医嘱给予口服缓泻剂：可使粪便中的水分含量增加，加快肠蠕动，加速肠内容物的运行，而起到导泻的作用。

（5）使用简易通便剂：常用的有开塞露、甘油栓等。其作用机制是软化粪便，润滑肠壁，加快肠蠕动，促进排便。

2. 简易通便法

（1）关门窗，保护患者隐私，并注意保暖，嘱患者排尿。

（2）协助患者取左侧屈膝位，暴露臀部。

（3）臀下铺一次性尿垫。

（4）排尽开塞露（或甘油栓）内气体，润滑导管前端；分开患者臀部，暴露肛门，将开塞露（或甘油栓）轻轻插入肛门内，固定；轻轻挤压药液，并观察患者反应，拔出开塞露（或甘油栓）。

（5）嘱患者平卧，尽可能忍耐 5 ～ 10 分钟后再排便。

3. 通便时的注意事项

（1）灌肠动作要轻柔：注意保暖，尽量少暴露患者肢体，防止感冒。

（2）灌肠过程中，如溶液流入受阻，可移动药液位置，检查有无粪块阻塞。

（3）灌肠过程中，如患者有便意，嘱其做深呼吸。注意观察病情变化，发现脉速、面色苍白、出冷汗、剧烈腹痛、心慌气急，应立即停止灌肠，让患者休息。

（4）冬季宜将甘油栓用 40℃温水预热后使用，避免过凉刺激。

4. 粪便嵌塞及处理

粪便嵌塞是指粪便持久滞留堆积在直肠内，坚硬不能排出，常发生于慢性便秘的患者。便秘未能及时解除，粪便滞留在直肠内，水分被持续吸收而乙状结肠排下的粪便又不断加入，最终使粪块变得又大又硬不能排出，发生粪便嵌塞。患者有排便冲动，腹部胀痛，直肠肛门疼痛，肛门处有少量液化的粪便渗出，但不能排出粪便。出现此种情况时，需要就医处理，具体方法如下：

（1）润肠：早期可使用栓剂、口服缓泻剂来润肠通便。

（2）灌肠：必要时先行油类保留灌肠，2～3 小时后再做清洁灌肠。

（3）人工取便通常在清洁灌肠无效后进行。具体方法为：照护者戴上手套，将涂润滑剂的食指慢慢插入患者直肠内，触到硬物时注意大小、硬度，然后机械地破碎粪块，一块一块地取出。操作时应注意动作轻柔，避免损伤直肠黏膜。操作中如患者出现心悸、头昏时须立刻停止。

（4）患者及照护者要了解有关排便的知识，建立合理的膳食结构，协助患者建立并维持正常的排便习惯，防止便秘的发生。

5. 腹泻及处理

腹泻是指正常排便形态改变，频繁排出松散稀薄的粪便甚至水样便。对于腹泻患者的护理，应注意以下几点：

（1）祛除原因：如肠道感染者，应遵医嘱给予抗生素治疗。

（2）卧床休息，减少肠蠕动，注意腹部保暖。对不能自理的患者应及时给予便盆，消除焦虑、不安的情绪，使之达到身心充分休息的目的。

（3）膳食调理：鼓励患者饮水，少量多次，可酌情给予淡盐水，饮食以清淡的流质或半流质食物为宜，避免油腻、辛辣、高纤维食物。严重腹泻时可暂禁食，并及时就医。

（4）防止水和电解质紊乱：按医嘱给予止泻剂、口服补液盐或静脉输液。

（5）维持皮肤完整性：每次便后用软纸轻擦肛门，温水清洗，并在肛门周围涂专门护肤油膏（如：鞣酸软膏、皮肤保护剂等）以保护局部皮肤。

（6）密切观察病情，记录排便的性质、次数、量等，注意有无脱水指征，病情危重者，注意生命体征变化并及时就医。

（7）心理支持：因粪便异味及沾污的衣裤、床单、被套、便盆均会给患者带来不适，因此要协助患者更换衣裤、床单、被套并进行清洗沐浴，使患者感到舒适。便盆清洗干净后，置于易取处，以方便患者取用。

（8）患者及照护者要了解有关腹泻的知识，平日注意饮食卫生、家居卫生，养成良好的卫生习惯。

6.排便失禁及处理

排便失禁指肛门括约肌不受意识的控制而不自主地排便。对于出现此种问题的患者我们应该注意以下几点：

（1）心理护理：排便失禁的患者心情紧张而窘迫，常感到自卑和忧郁，期望得到理解和帮助。照护者应尊重和理解患者，给予心理安慰与支持，帮助其树立信心，配合治疗和护理。

（2）保护皮肤：床上铺一次性尿垫，每次便后用温水洗净肛门周围及臀部皮肤，保持皮肤清洁干燥。必要时，肛门周围涂软膏以保护皮肤，避免破损感染。

（3）帮助患者重建控制排便的能力：了解患者排便时间，掌握排便规律，定时给予便盆，促使患者自己按时排便；必要时应用导泻栓剂或灌肠，以刺激定时排便。

（4）如无禁忌，保证患者每天摄入足量的液体。

（5）保持床褥、衣服清洁，室内空气清新：及时更换污湿的衣裤被单，定时开窗通风，除去不良气味。

7. 失禁性皮炎的早期预防及处理

重症患者长期卧床大小便，如果护理不当就会出现失禁性皮炎（Incontinence-associated dermatitis，IAD），在护理过程中主要以预防为主。

（1）失禁性炎的好发部位及表现：IAD 主要发生于会阴部、骶尾部、臀部、腹股沟、男性的阴囊、女性的阴唇、大腿的内侧及后部。其主要表现为红斑、红疹、浸渍、糜烂，甚至皮肤剥脱，伴或不伴有感染。

（2）使用皮肤保护剂预防失禁性皮炎

皮肤保护剂是用来隔离和保护皮肤远离过度潮湿、尿液和粪便的产品，主要作用是通过提供不透明的或者半透明的屏障，来预防尿液和粪便中水和生物性刺激物的渗透导致的皮肤破裂。

基于皮肤保护和作用机制的不同，将常用的皮肤保护剂归纳为如下几类（图 5-34 ～ 39）：

①粉剂类　该类皮肤保护剂可以减少皮肤间的

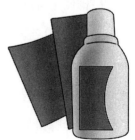

图 5-34　粉剂示例

摩擦并能吸收一些尿液和粪便中的水。这类保护剂如爽身粉、滑石粉、松花粉、造口护肤粉、六一散等。造口护肤粉是伤口湿性愈合敷料的特殊剂型，含有亲水性粒子，与水作用产生胶膜能阻隔大便对皮肤浸渍，同时能活化白细胞及巨噬细胞，发挥自体清创的功能、清除细菌的毒素产物和细胞碎屑，减少粪便对皮肤的化学刺激与炎症反应、预防肛周皮肤破损。

②油剂类 该类皮肤保护剂含有的营养成分可以增强皮肤的营养和抵抗力，并且局部外涂后即刻形成一层保护膜，使大小便不易浸渍皮肤，避免皮肤损害，减少皮肤摩擦。这类保护剂如山茶油、菜籽油、地油、麻油、二甲硅油、液体敷料等。

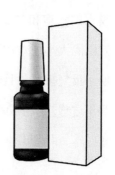

图 5-35 油剂示例

③膏剂类 该类皮肤保护剂的黏着性有利于药物作用的持久，外用能在皮肤表面形成一层保护膜，阻断了大小便中所含有害物质对皮肤的侵害。如鞣酸软膏、湿润烧伤膏、烫伤膏、红霉素软膏等。膏剂的优点是使用方便，患者依从性好。

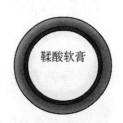

图 5-36 膏剂示例

④透明、超薄敷料类 该类皮肤保护剂具有高效气通透率，使水蒸气能更快穿透薄膜，不透细菌，可防止外界细菌侵入；同时具有良好的防水特性，可以有效隔绝大小便对肛周皮肤的浸渍。

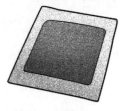

图 5-37 敷料示例

⑤抗生素类 该类皮肤保护剂主要通过抑制对细菌体内蛋白质的合成过程而形成不利于细菌繁殖的外环境。

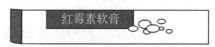

图 5-38 抗生素类示例

如红霉素软膏、庆大霉素等。

⑥无痛皮肤保护膜 无痛皮肤保护膜喷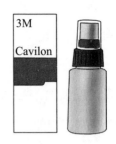

洒在皮肤的表面后形成无色、透气的薄膜，

该膜可防水、防摩擦，氧气能渗透至膜下，

膜下的水泡和二氧化碳通过该膜挥发，能有

效阻隔大小便对皮肤的浸渍，避免细菌感染，

图 5-39　无痛皮肤保护膜示例

便于反复擦拭。且使用无痛保护膜后患者感觉舒适，局部皮肤无紧绷、牵拉

等不适感，操作简单、无不良反应，是大便失禁患者皮肤保护的理想选择。

第三节　营养与饮食

一、营养方案

营养状态及体重是 ALS 预后的独立预测因素，多项研究发现体重降低

会缩短 ALS 患者存活时间，患者存在营养不良时其死亡风险将增加 7.7 倍。

ALS 患者存在稳定的高代谢状态，机体代谢率增高、能耗增高，而患者因为

咀嚼肌、喉肌或者舌肌无力导致进食困难，从而造成营养摄入受限，不能摄

入足够的热量和水，这些情况同时或单独发生均可造成摄入量低于机体需要

量，从而造成体重减轻。

（一）ALS 患者的营养原则

《中国肌萎缩侧索硬化诊断和治疗指南》提倡早期积极干预，原则是高

热量、高蛋白、高脂肪饮食。

（二）高热量食物

碳水化合物可以选择干果、淀粉含量高的蔬菜（如土豆、白薯、芋头等）、全麦或者谷类面包。高卡路里的饮料也可以帮助供给热量，如奶昔、牛奶及 100% 果汁等。患者可能由于肌无力而不愿小便，或吞咽困难导致水摄入不足，奶昔既可以增加热量，又可以增加水摄入量。如发生便秘，可适量增加膳食纤维如芹菜、菠菜，促进胃肠蠕动。

（三）高蛋白食物

蛋白质的补充以瘦肉、鸡蛋、牛奶等动物蛋白为主，同时注意补充谷氨酰胺 10 克 / 天，以促进蛋白质合成。在家中可以指导患者多进食如鸡蛋、瘦肉、鱼、虾、鲜奶等食物。

（四）高脂肪食物

可以选择含有不饱和脂肪酸的食物，如橄榄油、菜籽油、坚果、花生酱及牛油果等，这些食物并不会提升患心血管疾病的风险，也可以选择全脂牛奶、黄油、奶油和奶酪等食物以保持体重。

（五）改变烹饪方法，增加食物热量

在患者需要增加热量的时候，除了增加以上食物的量这个方法外，我们还可以改变食物的烹饪方式，使同样的食物由于烹饪手法改变而有更高的热量，从而使患者在满足机体需要热量的时候，可以吃较少量的食物。如一个白水煮蛋的热量为 1.51×10^5 焦耳（J），而一个坚果油煎鸡蛋热量为 2.09×10^5 焦耳。别的食物也可以这样，举例见表 5-3。

表 5-3　改变烹饪方法举例

放弃这样的做法	尝试这样的做法
水煮鸡蛋	坚果油煎鸡蛋
新鲜苹果	苹果拌奶酪
水煮白薯	拔丝白薯
全麦面包	全麦面包外涂奶酪或黄油
牛奶	与喜欢的水果一起打成奶昔
热麦片	可与牛奶、蜂蜜等搅拌

（六）患有糖尿病的 ALS 患者的饮食管理

ALS 目前主要是对症治疗。改善其营养状况，保持体重，尽可能延长存活时间及提高生活质量是优于其他疾病所带来的饮食限制。即使同时患有糖尿病或心血管疾病等其他疾病，也是可以吃五花肉、奶油、巧克力等这些高脂肪高热量的食物的。ALS 患者营养风险的增加或发生营养不足，会使原发疾病加重，并发症增多，病死率增高。总之，ALS 患者保持体重比限制饮食更重要。

二、经口进食的照护

ALS 患者在进行经口进食之前，首先要评估患者的进食能力，是否存在呛咳、吞咽障碍，能否在一定的时间内正常经口进食。吞咽障碍是 ALS 最常见的症状。有效的吞咽功能是维持患者营养状态的必要条件（直到使用胃管或胃造瘘管）。如果不能维持良好的营养状态，就会消耗肌肉组织的蛋白质，导致肌力减退和肌萎缩。伴有营养不良的 ALS 患者死亡风险增加 7.7 倍，吞咽障碍也预示着吸入性肺炎或（和）呼吸衰竭的风险增加。吞咽障碍的早期表现为流涎、饮水呛咳、鼻腔反流和进食时间延长，因此，我们在照顾这样的患者时要加强评估，采取有效的护理方法，减少并发症的发生。

（一）吞咽障碍的居家评估及处理

我们可以采用洼田饮水试验进行吞咽评估，此试验由洼田俊夫在 1982 年提出。具体方法：患者取端坐位，将 30 毫升（mL）温开水尽量一次性咽下，观察全部饮完时的时间、有无呛咳、饮水次数。

【评估程度】

Ⅰ级（优）：5 秒内可一次喝完，无呛咳；

Ⅱ级（良）：需要超过 2 次吞咽将水喝完，但无声音嘶哑或呛咳；

Ⅲ级（中）：只需一次吞咽动作即可将水全部咽下，但伴有声音嘶哑或呛咳；

Ⅳ级（可）：需要超过 2 次吞咽将水喝完，同时伴有声音嘶哑或呛咳；

Ⅴ级（差）：吞咽过程中不断咳嗽，很难将 30mL 水完全喝完。

【评定方法】

正常无吞咽障碍：Ⅰ级

异常有吞咽障碍：Ⅱ级～Ⅴ级，如若患者Ⅲ级以上吞咽功能异常，需要及时就医，不可强行喂食，以免发生呛咳误吸的危险。

（二）疾病不同阶段饮食形态的选择

为 ALS 患者提供饮食的照护服务，要尽可能地掌握患者的饮食习惯，如在饮食方面的嗜好、进餐次数、进餐时间、饮食的量，选择适合患者的饮食。

1. 疾病早期，患者吞咽功能正常时，可进食高热量、高蛋白、高维生素及富含微量元素的易消化的普通饮食。食物上可以选择羊肉、鸡蛋、牛奶等。

2. 疾病中期，讲话不清，吞咽稍困难时，可进食半固体食物，因为流质食物容易引起呛咳，而固体食物又难以下咽。半固体食物软、滑，不用费力咀嚼，容易下咽，不易引起呛咳，如浓稠的稀饭、麦片粥、切碎的绿叶蔬菜面片粥及各种肉粥等，尽量做到营养全面，易消化吸收，还要少量多餐。

3. 疾病晚期，无法吞咽时采用鼻胃管或胃造瘘管给予流质食物。

（三）患者进食的安全体位

进食的基本姿势应该是：全身略微前倾；颈部前屈；餐桌的高度适当（餐桌的高度位于肚脐的位置）；最好能够坐在吃饭专用的椅子上。采用坐姿便于食物顺利地从口腔经过食管进入胃部。所以，只要能够坐起来就应该尽可能地采取坐位或半坐位进行进食。坐在床上采取半坐位进食时，可以用枕头或是倾斜的靠背垫在患者的腰部，让患者在床上也能够直起上半身保持正确的姿势用餐。

不能坐起者，一般至少取身体与床面呈 30° 仰卧位，头部前屈，肩部以枕垫起，若患者病情允许，鼓励患者独立进食，可降低误吸发生。

（四）减少经口进食过程中误吸

正常人每 2 分钟左右会自然产生吞咽一次，把口腔及咽部分泌物吞入食管，进食后，口腔及咽部如有残留物会有异物感，能反射性咳出及清除。而吞咽障碍者口腔及咽部感觉、反射差，唾液无法进入食管，导致进食后误吸引起肺部感染。因此，进食前后口腔与咽部的清洁有助于吞咽障碍者预防肺部感染。对于分泌物异常增多的患者，在进食前需清理分泌物才能进食，进食过程中如分泌物影响吞咽，也需清理，以保证进食过程顺畅。

洼田饮水试验评定为 II 级的患者，进食时先取 1/3 勺食物送至舌根后让患者吞咽，若能顺利咽下并无呛咳可将食物增加至 1 勺，进食时不做任何治疗或交谈，以避免患者注意力分散而引起呛咳。每次进食完成后予 20mL ～ 50mL 温水，以达到冲洗口腔的目的。

（五）照护者协助患者进食姿势

在照护 ALS 患者进食的过程中，照护者应当坐在椅子上，并处于和患者的视线相同的高度，或略低于患者视线的位置进行照料。从下方或者从侧面将食物慢慢地送到患者的口中。如果从患者视线的上方将食物送入口中，很容易引起误吞。如果照护者站着照护患者进食的话，那么患者就会向上抬头，从而无法维持颈部前屈的姿势，并且会让患者感到不安。另外，从正面帮助患者进食容易让患者感到紧张，因此应该和患者并排斜坐在旁边进行护理。

（六）误吸的处理

临床中将误吸分为显性误吸和隐性误吸。显性误吸是指误吸发生后，即刻出现刺激性呛咳、气急甚至发绀、窒息等表现。隐性误吸是指发生误吸时患者没有刺激性呛咳、气急等症状，但长期反复发生可导致慢性支气管炎、肺间质纤维化等病症。发生误吸时的处理方法：

1. 当发现患者发生误吸后，及时清理口腔内痰液、呕吐物，将患者头偏向一边，去枕，保持呼吸道通畅，如患者误吸的食物不能及时咳出或吸出，及时至医院就诊，如图 5-40 所示。

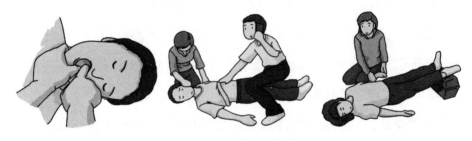

图 5-40 误吸处理示例

2. 如患者出现呕吐，立即将患者置于头低脚高位，并使用吸引器为患者吸取口腔和鼻腔的呕吐物。当患者出现意识不清，牙关紧闭时，可通过面罩给氧，再借助开口器打开患者牙关进行吸引。

3. 若鼻饲过程中出现反流，需立即停止鼻饲，清理食物残渣。在吸痰时出现胃内容物，也要立即停止鼻饲，取右侧卧位，头低脚高位，尽快使用吸痰管吸出反流物并抽出胃内容物。

4. 当患者在家中出现误吸时，照护者要会正确采用海姆立克（也称"海氏冲击法"）急救法进行救治。

具体操作方法：

（1）对于误吸而清醒的患者，照护者从背后紧抱其腹部，右手握拳，用左手的拇指扣在右拳的虎口并紧握右拳，双手搂住被救者腹部肚脐之上，形成"合围"之势，进行反复有力、有节律的急速冲击性、向内向上压迫其腹部，迫使其上腹部下陷，这可使被患者肺部积存的气体形成气流将气管中异物冲出，如图 5-41 所示。

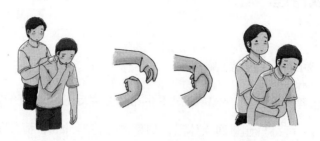

图 5-41　海姆立克急救法

（2）对已窒息昏迷者，应取仰卧位，照护者脚跪在其大腿两侧，双手叠放并用掌根部顶住肚脐稍向上，实施冲击性、快而有节律地压迫，如图 5-42 所示。

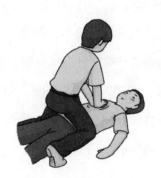

图 5-42　已窒息昏迷者处理示例

海氏冲击法虽然有一定的效果，但也有可能带来一定的伤害，尤其对老年人，因其胸腹部组织的弹性及顺应性差，故容易导致损伤的发生，如腹部或胸腔内脏破裂，撕裂及出血，肋骨骨折等。因此发生呼吸道堵塞时，应首先采用其他方法清除异物，在其他方法无效且情况紧急时才使用该法。

第四节　疾病管理

一、自我管理

（一）病情的自我监测

ALS 患者疾病早期，通常情况下生命体征稳定，但也应经常测量体温，如出现发热，可每日测量四次体温，如果体温持续升高，请及时就诊。ALS 早期多无呼吸系统的受累，但随着病情的发展，呼吸肌逐渐受累，呼吸困难是一个常见的症状及体征，ALS 患者的呼吸困难是一个缓慢发生且逐渐加重的过程，早期患者的自觉症状并不突出，而且有时会与患者的焦虑症状混杂，需要仔细了解患者的真实情况。当患者主诉"感到空气不足，喘气困难"，可看到患者表现为呼吸费力，可出现口唇及四肢末梢的皮肤色泽发绀，辅助呼吸肌参与呼吸活动，造成呼吸频率、深度、节律的异常。如出现上述情况，预示病情较重。如病情严重伴呼吸肌麻痹，自主呼吸困难时，应尽早使用无创呼吸机辅助呼吸，必要时行气管插管，给予有创呼吸机辅助呼吸。有条件者应用心电监护仪持续监测患者心率、呼吸、血氧饱和度及血压的变化，发现异常及时送入医院诊治。

（二）提高患者有效咳嗽和排痰，减少并发症

ALS 可因延髓麻痹出现饮水呛咳、吞咽困难、咳嗽反射减弱、咳嗽无力等，引起会厌部唾液积存、食物或唾液进入气管后无力咳出，最终导致吸入性肺炎或窒息。有效咳嗽方法花费少，简便易行，除了可以增加咳痰外，还

可以在一定程度上保持患者的肺活量。高频胸壁叩击可以使痰液松动。中晚期患者的呼吸肌无力更加严重，需要机械性辅助吸痰等。

1. 有效咳嗽

咳嗽是一种防御性呼吸反射，可排出呼吸道内的异物、分泌物，具有清洁、保护和维持呼吸道通畅的作用，适用于神志清醒尚能咳嗽的患者。照护者应对患者进行指导，帮助患者学会有效咳嗽的方法。

（1）促进有效咳嗽的主要措施：

①改变患者姿势，使分泌物流入大气道内便于咳出。

②鼓励患者做缩唇呼吸，即：鼻吸气，口缩唇呼气，引发咳嗽反射。

③在病情许可情况下，增加患者活动量，有利于痰液的松动。

④双手稳定地按压胸壁下侧，提供一个坚实的力量，有助于咳嗽。

（2）有效咳嗽的步骤：

①患者取坐位或半卧位，屈膝，上身前倾。

②双手抱膝或在胸部和膝上置一枕头并用两肋夹紧，深吸气后屏气3秒。

③腹肌用力，两手抓紧支持物（脚和枕），用力做爆破性咳嗽，将痰液咳出。

2. 叩击排痰法

指用手叩打胸背部，借助振动，使分泌物松脱而排出体外。

（1）叩击排痰方法：

①协助患者坐位或侧卧位。

②操作者五指并拢呈弓形，以腕关节的力量，用中等、患者能承受的力度，40 ~ 50次 / 分的频率，由下至上、由外至内叩击，每次10 ~ 15分钟，如图5-43。

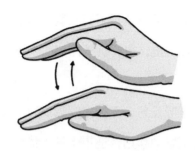

图 5-43　排痰手势示例

③同时指导患者深吸气后用力咳痰。咳嗽时嘱患者身体略向前倾，腹肌用力收缩、在深吸气后屏气 3～5 秒再咳嗽，重复数次。

④咳嗽后注意检测心率，观察有无缺氧，听诊呼吸音有无变化。如果心率增加 20 次 / 分，患者有喘息或缺氧症状，则应暂缓咳痰，并予以吸氧。

（2）叩击排痰法的注意事项：

①叩击的时间和强度应根据患者的具体情况而定，应在饭前 30 分钟或饭后 2 小时进行。每天 3～4 次，每次 10～15 分钟。若痰多，可增加次数。

②由下至上、由外至内叩击，叩击的相邻部位应重叠 1/3，力量中等。

③若患者咳嗽反应弱，则在吸气后给予刺激，如按压及横向滑动胸骨上窝的气管，刺激咳嗽。

④咳痰前可行雾化治疗。

3. 吸痰法

吸痰法是指经口、鼻腔、人工气道将呼吸道的分泌物吸出的一种方法。在吸痰过程中，患者会有一定程度的不适感，因吸痰会刺激喉部和气管而引起呛咳。但患者不要过度紧张，只要配合得当，吸痰过程会很快完成，且在吸痰后，呼吸道变通畅，患者会自觉比吸痰前舒适。这项操作通常应由专业人员完成，如果必须在家庭中由照护者完成的话，一定要经过培训，确保在操作过程中严格遵守无菌操作流程，避免增加感染的机会和造成不必要的损伤。患者居家时可以使用电动吸痰装置，它利用负压吸引原理，连接导管吸出痰液，如图 5-44 所示。

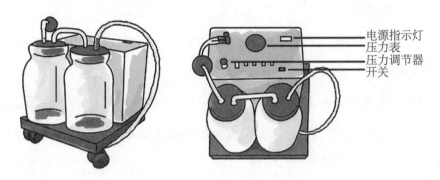

图 5-44　吸痰器示例

二、用药管理

因为 ALS 病因和发病机制尚未阐明，目前仍缺乏能够有效逆转或控制 ALS 病情发展的药物。迄今为止，美国 FDA 仅批准利鲁唑（Rilutek）和依达拉奉（Edravone）用于早期患者的治疗。因此，如果患者经济状况允许，应在确诊后尽早使用该药物。但在使用过程中应密切观察药物可能产生的不良反应，如有不适，请及时咨询专业医护人员。

三、导管的护理

ALS 患者由于咀嚼肌无力，不能自行经口进食或经口进食出现吞咽困难时，为了确保患者进食安全，避免误吸等并发症的发生，保证机体营养的需要，应尽早采取留置胃管或经皮内镜胃造瘘术（PEG）。

（一）鼻胃管

1. 定期维护

（1）定期更换：留置的鼻胃管，通常情况下需要定期更换，一般是每4～6周更换一次，如发生堵管或管路脱出时应及时进行更换。

（2）妥善固定，避免脱管（如图5-45）。根据使用的胶布性质，每1～2天应更换一次胶布，同时要检查鼻部有无压力性损伤等皮肤损伤情况，再次固定胃管时要适当调整位置，避免局部长期受压。每次喂食前注意观察体外胃管长度有无改变。

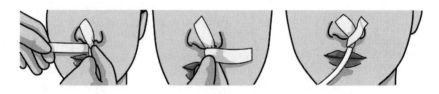

图5-45 鼻胃管胶布固定示例

2. 鼻饲前确保鼻胃管的插入位置正确

每次鼻饲前除检查胃管的插入长度有无改变外，最主要的是一定要采取三种方法确定胃管是否在胃内，请使用以下三种传统方法进行判断（图5-46）。

（1）将胃管末端置于盛水的治疗碗内，无气泡逸出。

（2）连接注射器于胃管末端进行抽吸，可抽出胃液。

（3）置听诊器于患者胃区，使用注射器经胃管向胃内注入10毫升空气，听到气过水声。

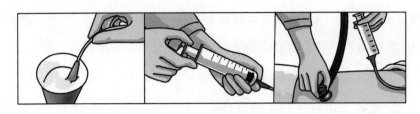

图 5-46　确定胃管是否在胃内

在食物注入前，应先注入 20 毫升温水进行胃管冲洗，未出现呛咳方可进食。

3. 鼻饲的注意事项

在给予患者鼻饲过程中，我们需要注意食物温度、输注速度、食物浓度以及床头高度，简称"四度"，具体内容如下：

（1）温度：40 ℃左右较合适，以免冷热刺激引起胃痉挛而造成呕吐。

（2）速度：应从慢到快，总鼻饲时间＞ 20 分钟，因胃的扩张需要一定的时间，如鼻饲速度太快，胃未得到充分扩张，易致反流，引起误吸，鼻饲饮食量＜ 300 毫升 / 次，过多易引起反流，每日 5 ～ 6 次，鼻饲以白天为主。

（3）浓度：浓度应从低到高。

（4）高度：鼻饲时患者床头抬高30°～ 45°（如图 5-47），是比较安全的鼻饲体位，可以防止反流及误吸。鼻饲结束后仍应保持半卧位 30 ～ 60 分钟，禁止翻身叩背，防止反流。

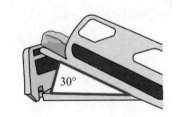

图 5-47　床头抬高 30° 示例

4. 了解患者是否需要继续进食

对于神志清楚、无沟通障碍的患者，可以询问患者有无饱胀感、饥饿感。除此之外可以监测胃残留量。《危重患者营养支持指导意见（2006）》指出，经鼻胃管营养应严密检查胃残留量，避免误吸风险，研究认为，胃残余量最高不超过 250 毫升，超出部分应予丢弃。在喂食前回抽胃液时，如发现大量未消化胃内容物，需要暂缓喂食，等待消化后再予喂食。

5. 营养液输注时注意事项

（1）营养液开启后 24 小时内有效。天气炎热时，剩余的营养液要放置在冰箱内保存，以免变质、污染。

（2）输注管路和注射器每次用后清洗，热水冲洗。

（3）一次性塑料注射器需要每日更换一个，玻璃注射器可以消毒后重复使用。

（4）肠内营养液输注时要遵循由少到多，由低浓度到高浓度的原则。

（二）胃造瘘

PEG 是在内镜辅助下使用非手术方法建立经皮进入胃腔的通路，利用胃造瘘主要进行肠内营养输注或进行姑息性胃肠减压治疗。该方法目前已成为肠内营养的首选，美国胃肠协会把它作为不能经口进食但需要长期供给营养的患者的首选方法。

1. PEG 管路的日常维护注意事项

（1）PEG 术后不能马上进食，术后 6～12 小时方可进行肠内喂养。

（2）PEG 术后两周内窦道形成，应严密观察伤口有无渗漏，出现渗漏要增加换药次数。如果消毒、换药后，渗漏感染仍不能控制，及时就医，遵医嘱使用抗生素治疗。同时术后 10 天内不应拔除导管，否则有发生腹膜炎的可能。

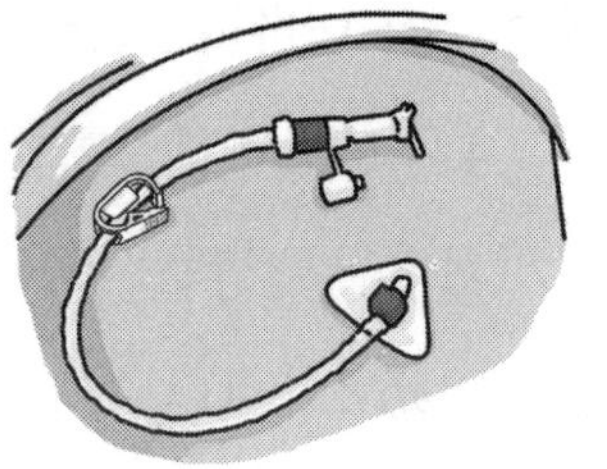

（3）要妥善固定导管（如图 5-48 所示），

图 5-48　PEG 导管固定示例

防止扭曲、打折、牵拉、拖拽。

（4）任何情况下，药物（特别是抗酸药）都不应与营养制剂一同输入。不要向造瘘管内注入酸性液体。

（5）PEG 导管采用内垫和外垫固定。外垫可调节松紧，固定过松易导致切口处渗漏而致炎症；固定过紧易引起患者的疼痛不适，胃壁组织缺血。一般在 PEG 术后 2 天内固定较紧，以压迫胃壁，防止出血及渗漏，后期患者可根据自己的感受将外垫固定在合适位置。

（6）更换导管：PEG 管最长使用期限为 1 年，应定时到医院更换导管。

2. 避免在 PEG 使用过程中发生堵管

堵管发生的原因主要是食物未经过严格处理，食物残渣堵塞导管。因此，为了避免发生堵管意外，照护者在护理时应注意以下几个方面的问题：

（1）营养液的浓度不能过高，如果过于黏稠，可以加水稀释后再进行灌注。

（2）每次喂养前后以温水冲管。

（3）持续滴注时每 4 小时用 30 毫升温开水冲管一次。

（4）尽量使用液体状药物，使用固体药物时要充分研磨或溶解，注意配伍禁忌，分开注射。

（5）妥善固定，每半年到一年更换喂养管一次，可有效预防堵管的发生。

（6）一旦发现堵管，应及时用 20 毫升注射器抽温开水 20～40 毫升反复冲吸，但切忌加压冲管或用导丝疏通导管，亦不要用 1～10 毫升的注射器冲管，以防造成导管裂缝、断裂。

3. 保证营养液不受污染

（1）营养液配置要保持清洁，操作前要洗手。

（2）配置过程中所使用的厨房用具要保证清洁，必要时定期消毒。

（3）营养液做到现用现配，开启的液体应放入4℃冰箱内冷藏，时间不能超过24小时。

（4）营养液输注时应适当加温，避免刺激胃肠道，尤其在冬季。

（5）营养袋需每天更换。

4. 营养液的正确灌注方法

（1）营养液的灌注应遵循的原则：由少到多、由慢到快、由稀到浓。

（2）推注速度从20～80毫升/小时开始，推注的过程一定要慢，不要一下全部推入，避免快速推注导致胃部不适。

（3）营养液配制选择易消化、吸收的食物。

（4）如果因灌注方法不当，如推注或滴注过快或浓度过高等引起腹胀、腹泻时，可减慢滴注速度或暂停12～24小时。

（三）尿管

在家庭中加强对留置尿管的管理的目的是防止泌尿系统逆行感染，因此，保持局部清洁和尿管定期更换尤为重要。

1. 保持尿道口清洁

女患者用0.025%的碘伏消毒棉球擦拭尿道口及外阴。男患者擦拭尿道口、龟头及包皮，每天1～2次。排便后及时清洗肛门及会阴部皮肤。

2. 集尿袋的更换

注意观察并及时排空集尿袋内尿液，并记录尿量。使用抗反流尿袋应每周更换1次。

3. 尿管的更换

定期更换导尿管。尿管的更换频率通常根据导尿管的材质决定，硅胶管一般每月更换 1 次。

4. 留置尿管期间

若病情允许，应鼓励患者每日摄入 2000 毫升以上水分，达到冲洗尿道的目的。

5. 注意患者的主诉并观察尿液情况

发现尿液颜色发红、混浊、沉淀、有结晶时，应及时就医。

6. 确保尿管固定牢固

可以采取二次固定，防止抻拉，造成尿道黏膜损伤。

（四）无创呼吸机

1. 呼吸机面罩的选择和佩戴

（1）正确选择面罩，根据患者的脸型、胖瘦和自主呼吸的方式选择面罩的类型和型号。佩戴前刮净面部胡须，保持面部清洁，避免过多油脂。一般轻症患者可先试用鼻罩、鼻囊管或接口器。危重患者呼吸较弱，喜欢用嘴呼吸，应选用口鼻面罩。如果患者面部小，而口鼻面罩大时，只能选用鼻罩，如图 5-49a。从预防漏气和患者舒适度方面考虑，口鼻面罩是最初上机患者的首选，如图 5-49b。老年或无牙齿患者因口腔支撑能力较差主张用口鼻面罩。全口义齿的患者，应当佩戴义齿，否则容易漏气。此外，国外尚有头盔罩的使用，可减轻鼻梁处皮肤的破损，但不利于人机协调性，在我国极少应用，如图 5-49c。

（2）头带固定松紧适宜，避免过松漏气，过紧影响面部血液循环。病情允许时可间歇应用，保证局部皮肤有血供和休息的时间。长期使用呼吸机需要佩戴鼻梁垫，预防鼻部压疮。

（3）体位与连接方法的选择：患者治疗时可取半坐卧位或坐位，但均要使头、颈、肩在同一平面，头略后仰，保持呼吸道通畅，防止枕头过高使呼吸道变窄，影响气流通过，降低疗效。

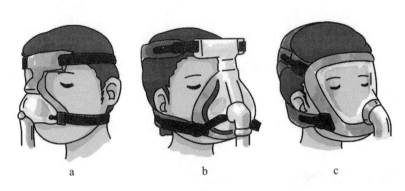

a   b   c

图 5-49　呼吸机面罩示例

2. 湿化排痰

（1）使用呼吸机通气时，要保证气体充分湿化；若没有保证湿化，易导致呼吸道分泌物黏稠、干结而不易排出，从而加重气道阻塞。每次治疗时，加蒸馏水至湿化器水位积水瓶直立最低位水位线。使气体湿化后进入气道，以防呼吸道干燥。

（2）可定时超声雾化吸入，鼓励患者主动咳嗽、咳痰，并给予拍背，促进痰液排出。

（3）告诉患者在使用无创呼吸机时尽量使用鼻腔吸气，不张口呼吸，对患者出现的口干、咽痛、胃胀不适，可间歇断开呼吸机让患者饮水。

3. 在家进行呼吸机管路的消毒和维护

家用呼吸机不消毒或消毒不当都会造成细菌滋生，增加感染风险。

（1）呼吸机表面要保持清洁，用 75% 酒精每日擦拭。

（2）呼吸机管道、面罩、湿化罐每周一次用 500 毫克 / 升有效氯溶液浸泡 30 分钟后用清水冲洗晾干备用。

（3）呼吸机后盖的过滤装置用于过滤空气中的浮尘，长期应用呼吸机时，黑色空气过滤棉应每周取出清洗，白色过滤棉完全变黑则应取出更换新的过滤棉，以防止空气中的尘埃进入呼吸道。

（4）湿化器里面的水必须每天更换。

（5）头带和下颌托带可定期清洗消毒。

4. 呼吸机使用中漏气报警的处理

漏气大多是由于患者所佩戴的面罩大小不合适或佩戴方法不当引起，因此在患者使用呼吸机的过程中，要经常检查是否存在漏气，并及时调整面罩的位置和固定带松紧度。用鼻罩时使用下颌托协助口腔封闭可避免明显漏气。

5. 长期佩戴面罩要避免鼻部皮肤溃破

由于长时间佩戴面罩或面罩的固定带过紧，导致面罩压迫鼻部或面部皮肤，引起面部三角区部位皮肤缺血、坏死，表现为局部皮肤红、肿、溃破。为了减少压力性损伤的发生，照护者可以在佩戴面罩前给予患者鼻梁保护贴和额垫，用物有棉球、纱布、康惠尔等水胶体类和美皮康等泡沫类敷料等；给予患者形状、大小合适的面罩，固定松紧度以头带下可插入 1 ~ 2 指为宜。通过以上方法，可以大大减少皮肤损伤的发生。

6. 使用无创呼吸机的并发症及其处理方法

（1）口咽干燥、排痰障碍：与患者总的通气量过大而不能充分湿化，口腔内水分流失，痰液黏稠不易排出有关。处理：病情允许情况下，鼓励患者多饮水，加强口腔护理并注意有无口腔黏膜溃疡等并发症，保证正确的加温湿化。指导患者主动有效咳嗽咳痰，协助翻身、叩背、排痰。对咳嗽无力且痰液黏稠者，予雾化吸入治疗。

（2）误吸、吸入性肺炎：口咽部分泌物、反流的胃内容物或呕吐物的误吸所致，重者可致窒息、呼吸衰竭。处理：上机时取头高位或半坐卧位。避免饱餐后或餐后1小时内使用，及时清除口咽部分泌物。患者出现呕吐时立即摘除面罩是防止误吸、减少吸入性肺炎发生的有效措施。

（3）憋气：呼吸衰竭患者多数存在呼吸困难，在原有基础上戴上口鼻面罩主观感受很难接受，起初会有憋气的感觉，往往在首次应用时出现人机对抗而产生。处理：指导患者配合呼吸机进行呼吸，并针对患者主诉及监测参数的变化调节呼吸机的参数，采取相应的处理。

（4）腹胀、胃肠胀气：为最常见的并发症之一。主要原因：①患者在使用过程中自主呼吸频率与呼吸机频率不一致，产生人机对抗。②患者在使用过程中呼吸方法不当或张口说话，导致气体直接由口腔进入胃肠。处理：指导患者闭紧嘴，用鼻呼吸，减少吞咽动作。教会患者用手势、眼神、写字板等方式表达诉求，嘱其尽量不要在通气过程中讲话，若要讲话应先摘下面罩。患者腹胀明显时，可行腹部按摩、胃肠减压、肛管排气、服用胃肠动力药及热毛巾热敷等。

四、沟通交流

（一）语言沟通

人类能够进化得比其他的物种都迅速的一个非常重要的原因，是因为人类掌握了复杂的语言沟通技巧。良好的沟通能增进感情和信任，化解矛盾，解除误会。沟通对于普通人尚且重要，对于 ALS 患者来说更是如此，照护者在与患者进行交流时要注意以下事项：

1. 尊重患者

ALS 患者很容易会有自卑的心理，要特别留意其内心的感受。例如把自己摆在和他相同的位置，不要表现出你很厉害的样子，甚至要更加尊重他。总而言之，关心、鼓励患者是对待"渐冻人"最好的方法。

2. 保持微笑

笑能给人自信，它是医治他人的良药。但是仍有许多患者患病后不相信这一点，在恐惧时从不试着笑一下。笑不但能够治愈自己的不良情绪，还能马上化解患者的敌对情绪。因此，鼓励患者一定要正确对待疾病，保持良好的心态，微笑面对病魔。

3. 鼓励患者

用自信诚恳鼓励患者时，照护者要在言谈举止中表现出自信和诚恳，从而得到患者的认同、信任、依赖，鼓励才会有良好的效果。同时可以分享那些勇敢面对疾病、乐观生活，从事对社会有意义的工作的 ALS 患者的典型案例。

4. 学会倾听

心理健康与生理健康之间有着积极的互相促进关系。如果患者了解自己疾病的治疗过程，同时在心理上也得到照护者的支持和帮助，往往能更加乐观地面对生活。理查德·威莱尔认为：为了保证倾听的效果，我们要注意观察患者的动作、肢体语言、姿势、面部表情，注意与他们进行眼神交流。"主动倾听"是照护者与患者关系中的一个重要环节。我们不仅仅是能用耳朵去听，还要用眼睛和感觉去"倾听"，我们通过"倾听"来感受到彼此之间情感的交流。照护者必须允许和鼓励患者尽量说出自己的感受，并随时准备好在适当的时候将这些感受融入谈话当中，形成良好的互动。

（二）非语言沟通

由于病情的进展，ALS 患者逐渐不能自主呼吸。应用呼吸机辅助通气的时候，戴着面罩或行气管切开、气管插管术后，我们能直观看到的是他们眼神流露出的情感。有些患者的肢体好像也被冻住了一样，不能活动，无法通过书写等方式表达自己的想法和意愿，最后全身能够活动的只有眼睛，这样往往造成患者与照护者交流的时候出现重重困难。在这种情况下，我们往往需要采取非语言沟通的方式和患者进行交流，也就是不用患者说话，我们借助工具或仪器来了解患者的需要，帮助他们解决问题。

1. 正确使用呼叫装置

有条件的患者家中可以安装呼叫器，无须患者再四处寻找照护者，有事一键触动无线呼叫器。家里安装的显示屏主机或照护者携带的腕表移动信息机，即可接收并显示患者的呼叫信息，提示照护者，以便迅速给予帮助。

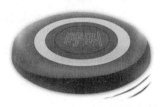

图 5-50　呼叫器示例

2. 利用交流卡片完成与患者日常需求的交流

当患者肢体不能活动，但眼睛可以移动时，我们可以通过制作一些卡片，最好彩色打印，贴在患者和照护者方便看见的地方，如卧室柜柜门等，方便患者和照护者交流。

制作和使用方法：

①与患者有关的物品尽量归类放置在固定位置。

②观察患者目光停留处与他有关的物品。患者想表达的一定与这些物品有关。

③照护者提问，患者眨眼表示"是"，不眨眼则继续往下问。

④举例：患者表示有事情——根据眼神询问"看的是架子吗"——按照架子上的物品逐一询问——确定是在看遥控器——是否需要开空调（温度是调高一些还是调低一些）——得出结果。

3. 眼动仪的使用

眼睛被誉为心灵的窗口，它是我们信息加工过程中最重要的信息输入系统。在科学发达的今天，眼动仪为沟通障碍的患者提供一种全新的解决方案，通过眼球控制和使用电脑，使失语又不能动弹的 ALS 患者重获新"声"。更重要的是，通过眼睛在电脑上面打字，能清楚有效地与家人沟通，照护者再也不必通过东猜西猜的交流方式去理解患者想表达的意思，避免因误解而造成一些不必要的差错。患者的心理更加放松、释然，同时也能减轻照护者照护的负担。

（1）什么是眼动仪

眼动仪是一种能够跟踪测量眼球位置及眼球运动信息的一种设备，在视觉系统、心理学、认知语言学的研究中有广泛应用。

（2）眼动原理

眼动追踪是通过测量眼睛注视点的位置或者眼球相对头部的运动而实现对眼球运动的追踪。眼动的本质是人注意力资源的主动或被动分配，选择更有用或吸引力的信息。随着科技的发展，眼动仪通过视线追踪技术来控制电脑，成为帮助渐冻人和外界沟通的工具。现在的眼控看护系统已经发展到了无须佩戴任何东西在患者的身上，只要患者的头部在眼控仪一定距离内，大约 30 厘米到 80 厘米左右就可以操作。

　　使用电脑辅助沟通工具降低了患者和他人沟通的难度，避免因为沟通有误带来的问题，同时可以增加生活的信心和乐趣。通过电脑欣赏音乐影视，浏览照片，收发短信，增添乐趣调节心情，延缓病情发展，甚至有的患者使用电脑沟通工具进行写作，发表文章、出版书籍，继续实现人生价值。所以，根据自身条件，尽早使用电脑沟通辅具，对 ALS 患者的身心健康都是非常重要的。

（罗永梅、郭爱敏）

第六章 运动神经元病的家庭康复护理与生活秩序重建

本章旨在帮助 ALS 患者在心理支持和情感陪伴中接受疾病事实，继而确定生活规划，增强患者及其家庭对抗疾病的信心，并按照新的规划重建生活秩序，以适应新的生活。ALS 的家庭康复护理的要点是：走在 ALS 前面，做好"预"（对疾病发展与康复护理知识充分学习、了解、评估、计划）和

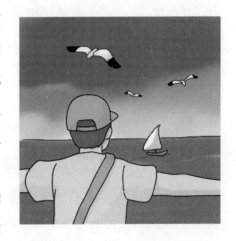

"防"（防止 ALS 并发症，尽可能延缓 ALS 发展的速度；同时将 ALS 可能引发的对患者及家庭的继发伤害降到最低）。

有人说：渐冻人的生活像重回婴儿时期，一切都要重新学起。让我们一起积极主动地认识疾病、学习护理知识，了解病程中将遇到的问题和解决办法，汲取前人经验，不走或少走弯路，在切实规划生活的基础上，制定科学的治疗与康复护理方案。希望每一位 ALS 患者在"抗冻"的路上，可以重拾儿时的美好；也愿通过学习，重新见到灿烂的、孩子般的笑脸。

第一节　职业规划

一、完成职场转身

1. 许多 ALS 患者确诊初期仍在职场，继续工作有助于患者完成心理过渡，在某种程度上也可以分散他们的一部分注意力，从而避免盲目就医。受 ALS 疾病影响，患者逐渐被边缘化，离开工作岗位后的失落、孤独感和对未来生活的担忧，往往加深对疾病的恐惧，出现病情发展加快的现象。要合理安排工作，给自己一个慢慢接受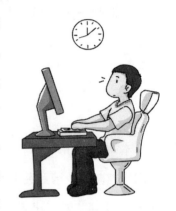和逐渐退出的时间，同时制定离开工作岗位后的各项计划，包括医疗与养老等社会保障的衔接。

2. 与工作单位进行有效沟通，讲明疾病特点（不传染）及目前自身状况等，避免危险作业，避开危险环境（高空、井下、缺氧、粉尘等），适时调整岗位和作息时间，配合单位做好接替人员培养。

3. 加强自我安全保护，社交场合尽量避免烟酒，防止进食呛咳。出行选择适合的交通工具，避免拥挤或坑洼路段及单独驾车，外出请携带手杖等辅具避免摔伤；肌张力高的患者避免劳累；流感季节，要注意增强自身免疫力，尽量避免去人员密集场所。

4. 当身体出现以下状况时，适时回家休养：

（1）完成工作越来越吃力，说话含糊不清，交流出现障碍。

（2）免疫力变低，成为易感人群；吃饭、喝水呛咳。

（3）自主穿衣、如厕困难。

（4）易摔倒，单独出行变得危险。

5. 选择适合的离岗方式

离岗方式有多种，如病假、辞 / 离职、病退 / 退休等，要做好人事档案、社保转移，办理失业救济 / 退休金领取等相关手续。

二、开启"专业病人"模式

1. 调整目标，做好自己情绪、生活和疾病的管理者。

2. 转换在家庭中的角色，"经营"感情，接受家人的陪伴和关爱。努力延长独立生活时间，保持家庭幸福和谐。

3. 学习电脑、网络、汉语拼音等渐冻人实用知识，保持与外界的沟通，不封闭自己。即使坐轮椅、佩戴呼吸机的患者仍然可以外出。在社群中找到自己的位置（如参加社会活动，为病友社群收集政策、国内外疾病研究信息等），整理、分享"抗冻"经验和心得，在安慰鼓励别人的同时也充实了自己。

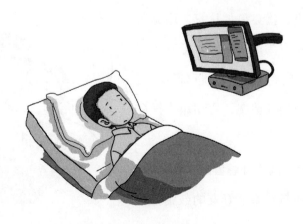

4. 学会欣赏与感恩，发现生活的美好，感觉身边爱的温度。这对 ALS 患者尤其重要。无论是家人还是亲朋好友、医护人员、偶遇的路人，他们的每一点帮助都基于不舍、尊重、关爱，而这些恰恰是令患者顽强生存的支撑力之一。

第二节 家庭医疗规划

一、心理调节

尽管 ALS 目前不可治愈，但各种支持手段运用合理，依然可以延长患者的生存期、提高生存质量，给患者的家庭生活带来不小的改变。所以患者及家庭要克服对疾病发展和控制手段的未知所带来的恐惧感，相信医疗技术和科技产品的应用可以部分弥补 ALS 造成的功能缺失。

是否接受全部或部分支持手段，要以尊重患者本人意愿为前提，结合家庭实际情况，与家庭成员达成共识。在患者沟通顺畅时，就要讨论这些问题，愈早决定，就会愈加从容，避免在紧急情况下左右为难。所以，患者及家属要及时了解疾病发展的关键时间窗口、可选方案以及利弊情况，主动做出符合患者愿望和价值观的决策。

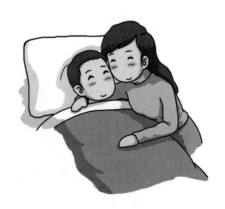

好的治疗，离不开患者的自我调节，家人良好的照料，亲朋好友的鼓励，这

是帮助患者度过心理创伤期最有效的方法。随着病情的发展，患者和家人都需要不断进行心理调适。家属不要勉为其难地压抑自己，也要自己寻找释放的空间。有时家人的悲伤恰恰让患者感受到对他的不舍，会成为患者坚强起来的一种支撑。

二、药物选择

1. 1996 年美国食品药品管理局批准利鲁唑（Rilutek）用于 ALS 治疗。利鲁唑于 2017 年 9 月 1 日陆续进入我国 16 个省市医保目录。但受医保报销额度限制，患者的经济负担仍然较大。建议以家庭经济条件是否支持长期（6 个月以上）用药，决定是否服用。

2. 2017 年 FDA 批准依达拉奉（Edaravone）用于 ALS 治疗，该药同样不能治愈 ALS，应听取临床医生建议。早期（发病 2 年内）患者可尝试。

3. 临床上，医生还可能会建议服用营养神经的药物，如甲钴胺、维生素 B1、维生素 B12、辅酶 Q10、维生素 E 等。

4. 对症治疗用药：指针对并发症（如疼痛、抑郁、肺部感染等）用药，这部分药品基本在医保报销范围之内，但要遵医嘱使用。

5. 营养品 / 保健品 / 中药：以补充营养或微量元素、调理身体不适（如脾胃不和导致的食欲不振等）为目的，与治疗 ALS 无关，是否服用取决于家庭经济承受能力。

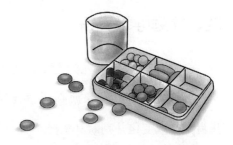

6. 对在研药物与疗法的关注与尝试：患者参与药物试验，原则上应

选择正规医院，以 ALS 临床医生为主导，有正式招募通知和协议，有临床医生跟踪随访或指导，不收取费用。参与药物试验应本着奉献、接受、诚信的态度。参与者把自身作为研究对象，以早日找到治疗 ALS 的方法为目的，为医学科学奉献自己的一份力量。接受试验的方法，严格履行试验对参与者的要求（如在试验期内禁用其他药物等），为试验提供真实、客观的数据。正确预期试验结果，不要抱有不切实际的幻想。

7. 理性对待各种虚假、夸大的商业宣传，要正视目前没有任何神医、偏方、验方可以治愈 ALS 的现实，避免为此付出高昂代价，甚至因此耗尽身边（家庭、亲朋等）有限的资源（包括财力、耐心、亲情等）。

三、手术安排

在 ALS 病程中，接受胃造瘘手术、气管切开手术是两个关乎患者生存的节点。手术后必然增加人力、财力的付出，同时需要尽早学习专业护理知识。所以，在尊重患者本人意愿的前提下，患者家庭应提早做好应对计划和准备。一般来说，主张者要承担主要照护责任。做出接受手术决定的同时，就意味着接受护理患者的责任。

四、家庭呼吸支持

呼吸对 ALS 患者尤为重要，要定期接受呼吸功能评估；家属则要学会观察患者的呼吸变化并判断其状况。

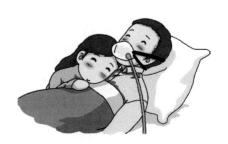

1. 呼吸支持设备

（1）双水平正压通气无创呼吸机（S/T 模式）　选择售后服务好的正规经销商，最好能先试用或体验；如果每天连续使用时间超过 8 小时，应购置备用机；做好呼吸机面罩、备用电池等配件和耗材的预算。

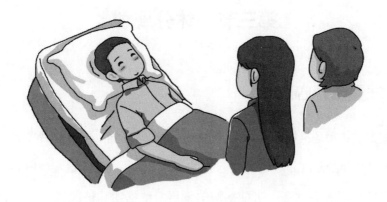

（2）必备器具　简易呼吸器、电动和手动吸痰器及吸痰管、血氧监测仪、血压计。

（3）其他器具　咳痰机、咳痰背心、叩背杯、雾化器、制氧机等。

2. 有创通气支持（气管插管、气管切开）的选择　以尊重患者本人意愿为前提，评估后期护理强度，家庭人力、财力的可持续投入，理性抉择。ALS 患者因呼吸衰竭而采取有创通气后，将依赖有创呼吸机生存，且需要 24 小时护理。如果已经明确不接受气管切开，且患者没有恢复使用无创呼吸机的可能，应避免选择气管插管。

五、辅具介入

辅具在 ALS 患者的康复护理中不可或缺。生活、训练、信息、移乘等各类医疗康复辅具的介入，可减轻患者痛苦，延缓相关症状的发展；学会使用并把它们视作身体的一部分，以尽可能延长患者生活自理的时间。

第三节　休养规划

一、调整休养心态

休养，其实是早期患者适应退出社会活动的过程。ALS 患者多数为中年发病，这个年龄正在奋斗的路上，有很多因忙碌而一直无法实现的心愿，现在有时间可以去完成了。可随病情的发展，依据实际情况做一些休养准备工作。

1. 医养结合，积极面对　了解疾病及康复护理知识，制定适合自己的作息时间表，增加休息时间，改变不良生活习惯。保持和家人的有效沟通，既不要自责、自我否定，也不要怨天尤人，亲情的关爱会战胜心理的部分恐惧。

2. 劳逸结合，多样娱乐　放松身心，培养兴趣爱好，如琴棋书画、与故交挚友聚会、喂养宠物……等等。在精神世界的互动里让心情快乐、平和。

3. 享受美食，加强营养。

二、完成心愿旅行

1. 制定行程

了解各种出行工具（如手机 APP 等），可以实现票务、酒店、门票等一条龙服务，更省心省力。尽兴的同时，避免过度劳累。

确定目的地酒店附近的医疗设施，制作并随身携带个人信息及紧急情况联系人信息卡片，以备不时之需。

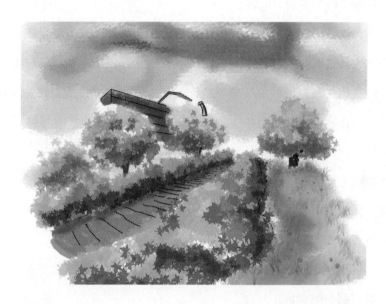

2.注意事项

避免单独出行，提前确认无障碍设施及特殊通道，目的地的残疾人出租车及轮椅租借服务。尽量轻装，减少行李转运工作量。

确认交通工具上是否允许使用呼吸机、轮椅；出行前给呼吸机等设备做一次检测保养，确保呼吸机及电池正常工作。最好随身携带手动设备（简易呼吸器、手动吸痰器）。

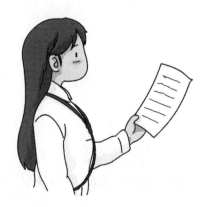

如果交通工具上没有适合患者的饮食，可用焖烧杯等提前自备。准备吸管喝水，防止呛咳。

三、关注自己的权益

1. 政策支持与渠道

了解民政部门、残联、病友组织、慈善机构等相关政策，全面了解各种帮扶渠道。社区、村委会是政府的基层服务机构，主动向社区、村委会通报情况，得到相关服务。目前残联对持证残疾人提供各种帮扶，如重度残疾人护理补贴，在残疾人辅具服务平台申请辅具、申请成人康复服务等。

2. 病友组织与服务

寻找病友组织，寻求帮扶服务，解决实际困难的同时，还可感受社会温暖，减少孤独感。

3. 备齐个人资料

如疾病诊断证明、医疗保险、残疾证明、低保证明等相关资料，以方便相关权益与服务的申请。

4. 完成必要的法律文件

根据个人意愿签署法律文件的要求比较严格，要在本人有行为能力时才能完成并生效。

第四节　家庭康复护理规划

虽然 ALS 病情发展不可逆，但有可循性发展规律，可采取预防及干预手段。ALS 患者居家康复护理，可以维系患者的亲情纽带，保持患者的社会属性，实现实际意义上的家庭完整。

制定家庭康复护理规划，要明确主要照护者及辅助照护者，中晚期患者需要 24 小时看护。在制定患者生活与医疗费用等财务支出计划的同时，还要考虑雇佣护理人员的计划，以及为照护者制定"喘息期"计划（如患者短期住院或托养）。

一、衣食住行，居家全面护理

（一）ALS 患者衣物选择

通常选用纯棉材质，方便穿脱为宜。外出时穿着得体的应季服装。图 6-1 为胃造瘘居家护理服，将造瘘管巧妙隐藏在衣服的装饰内，让患者在社交场合也能放松、自如，充分考虑到患者的心理感受，很好地维护了患者的社会形象。

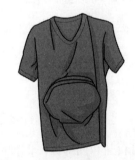

图 6-1　胃造瘘居家护理服

患者衣物应保持干燥、清洁。夏季、雾霾天或患者经常出汗时，要勤更换、勤消毒。冬季在室内的衣物不宜过厚，注意透气，避免出现汗疹。用消毒剂或硫磺皂洗涤后的衣物，要通风去味，避免对呼吸困难的患者产生刺激。

（二）ALS 患者饮食照料

1. 尽量避免或减少食用味精和含味精的调味品。

2. 为 ALS 患者"储蓄营养"。以患者喜好为主，不用忌口，可以通过网络学习烹饪技巧。

3. 根据病情调整食谱（表6-1）。如患者吞咽正常时，用煎牛排、牛奶加香蕉搅拌、米粥、蔬菜粥做早餐，也可以自制鸡蛋煎饼——面粉、小米面、米粉、鸡蛋做成糊，加黄油或奶酪，夹煎鸡蛋，生菜、泡菜；患者刚开始出现吞咽问题时，可将鸡蛋涂在煎饼上，不加黄油或奶酪；吃半流食或流食的患者，可用鸡蛋、牛奶、蛋白粉、膨化麦片或婴儿米粉，一起打碎喝。鸡蛋煮成溏心以免噎住病人（如果担心胆固醇高可以多吃蛋清）；自制酱牛肉等熟食能减少味精用量。少吃猪肉，尽早适应吃牛肉。可用鲜椰汁等天然饮品代替饮料或啤酒。

4. 可以经口吃饭但已出现吞咽困难的患者，可用器械将每样菜肴分别碾碎，以保持食物原味。用榨汁机将水果汁渣分离后，饮用果汁。营养不良的患者可输液补充葡萄糖和氨基酸，或将氨基酸（胶囊剪开）加到饭菜里。

5. 病人大量出汗易引起电解质紊乱，要及时补充水分，可在水中加入少量食盐和葡萄糖，低钾的病人要补充钾。

6. 参照食物性味归经表，以性平食材为主。尽量不吃寒凉和易生痰的食物。

7. 管饲患者对厨艺要求降低，要保证干净，营养，并要打成不能堵管的匀浆。

8. 选择用餐辅具，减轻吃饭负担（表6-2）。

表 6-1 ALS 患者参考食谱

时间	内容	食物
7:30	喂水 300 ～ 350 毫升	加灵芝粉和灵芝孢子粉或鲜蜂王浆、蜂胶等。
8:00	早餐 300 ～ 350 毫升	淮山药粉、薏米粉、芡实粉、茯苓粉、百合、麦片、黑芝麻及各种杂粮熟粉一起熬成糊，越稠越好，加蛋类 2 只、牛奶 500 毫升、红枣 2 ～ 3 枚、核桃 1 个、枸杞 3 ～ 5 粒，搅拌成匀浆。
9:30	喂药 300 ～ 350 毫升	常规用药。
10:00	营养液 250 毫升	或蛋白粉等营养品。
11:00	酸奶 250 毫升	自制酸奶。
13:00	午餐 300 ～ 350 毫升	炒菜、馒头（或米粉），用汤搅拌成浆。 炒菜：多样青菜加牛肉（或鱼、海参等高蛋白质食材，去筋）。 拌饭用的汤以牛肉鲫鱼汤为例：牛肉 6-7 两，用清水泡 2 个小时，多换水。鲫鱼一条去腥线，过油。先将牛肉冷水下锅煮，撇去浮沫，若至汤清亮，放入鲫鱼，再撇去浮沫。放入生姜，红枣，小火慢炖 2.5 小时以上。出锅前半小时放入半板阿胶。出锅前 15 分钟放盐。只取汤。亦可用鸡、鸭、甲鱼等煲汤。
15:00	果泥 300 ～ 350 毫升	果泥（多种水果加水搅拌成浆，连果肉一起管饲）。尿量少时喂些西瓜汁，或银耳汤、梨汤。
17:00	营养液 250 毫升	或蛋白粉等营养品。
19:00	水 300 ～ 350 毫升	水加阿胶粉，或银耳汤、梨汤。
20:00	晚餐 300 ～ 350 毫升	同午餐。
21:30	喂药 30 ～ 50 毫升	常规用药。

表 6-2 用餐辅具表

餐具	适用	图示
左手勺 / 右手勺	适用于手臂无力，不能使用普通勺和筷子用餐的患者。	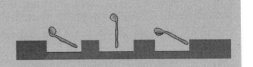
防滑碗	碗底部有吸盘或防滑垫圈，适用于不能自己扶碗的患者。	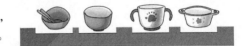
碾蒜器	将烹制好的食物放进碾蒜器碾碎，浇上菜汁，既可以保持食物原汁原味又便于吞咽。	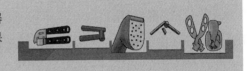
榨汁机	选择带有汁渣分离功能的机器为吞咽困难的患者制作果汁，分离后的果汁没有粗纤维，可减少呛咳的发生。	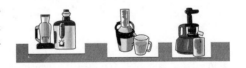
食物料理机 / 破壁机	选择刀具质量比较好的料理机制作匀浆膳 / 流食，防止管道堵塞。	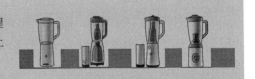
喂饭用具	管饲喂饭，一般选用 30～50 毫升注射器。在橡胶塞处涂抹香油，增加润滑度以保证使用次数。患者使用的碗和水杯选用微波炉适用材质。购置一个大小、深度适宜的托盘，把水、食物、注射器等一次准备妥当，方便卫生。	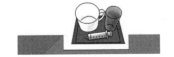

（三）ALS 患者家居环境

1. 尽可能保持患者原有生活习惯，如保留房间内的时钟、电视等物品。呼吸困难患者的室内不宜摆放鲜花。

2. ALS 患者应避免局促、压抑感，选择通风、阳光充足、安静、宽敞、离卫生间较近的卧室。卧室要用紫外线灯消毒，定期清洁空调，寝具定期除螨，防止过敏。

3. 卧具可选择护理床，或沿用原来的床，电动翻身护理床不能完全取代人工翻身。床单选天丝、棉材质较为适用；防褥疮气垫床用床单可选用双人竹纤维席或亚麻席，防菌性能好且不易移位，凉爽适宜，可减少久卧闷热感。被子宜轻薄，以薄羽绒被、蚕丝被为首选。

4. 床头柜表面宜简洁，可放置抽纸巾、专用托盘（内置针管、消毒棉签、压舌板等经常取用的护理用品）；抽屉里面放置体温表、便携式血氧监测仪、消毒纱布等。

5. 节约空间，合理收纳，如床头放置可移动多用架，并预留医用器械及康护设备位置，既安全美观，又便于移动（如图 6-2）。

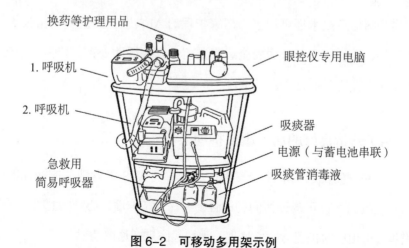

图 6-2　可移动多用架示例

6. 智能家居在改善 ALS 患者生活质量方面有广泛前景。

眼控仪（图 6-3）的出现给 ALS 患者带来了巨大变化，它帮助患者与照护者进行有效沟通，极大地提高了护理的精准度。同时，眼控仪还帮助一部分患者完成上网、设计、著书等工作，实现了社会融入。近年来，通过脑机接口，用脑波操控电脑成为研究的热点。

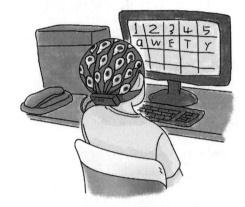

图 6-3　眼控仪示例

渐冻人的智能家居改造则是利用先进的计算机技术，运用智能硬件（wifi、Zigbee、蓝牙、NB-iot 等）、物联网技术、通讯技术，将家居生活的所有物品通过信息传感设备与互联网连接起来，进行信息交换，以实现智能化识别，由渐冻人通过眼睛或大脑进行统筹管理，让家居生活更舒适、方便、有效与安全。在国外还有渐冻人用眼控电脑经营餐厅的案例。

物联网信息技术还可用于为居家护理的 ALS 患者提供多元化服务，如生活照料、陪护外出、家居安全远程监控、应急援助处置、特需对象定位、康复和健康管理等新的理念。

（四）营造良好的居家康复护理条件

减少并发症及危机事件的发生；及时发现 ALS 患者现存或潜在的健康问题及危险因素；正确评估问题的性质（医疗／护理，心理／生理），制订、实施和评价相应的护理与应急计划；承担起医患沟通的桥梁。

1. 居家护理渐冻人，要做到"三多、四防、一放松"

（1）三多：

● 多问：主动询问患者需求，先问后做，耐心交流，找到沟通方法。

● 多做：事无巨细，把自己当成患者的口、手、腿，甚至呼吸机。

● 多观察：随时随地观察，发现异常。

从每天第一次接触患者（翻身、擦洗）开始都要有意识地观察有无以下征象：体温偏高、呼吸短促粗重、局部皮肤改变、身体浮肿、脸色苍白 / 紫绀、烦躁、萎靡、嗜睡、不停地打哈欠……这些症状可能是感染、褥疮、缺氧、二氧化碳潴留等引起的表现。必要时送医院就医。

做好护理记录，护理记录可协助照护者从明显的规律改变判断病人可能出现的问题，如持续尿量异常，要考虑尿潴留、泌尿系感染。同时护理记录可为医生诊断提供依据。

（2）四防：

● 防摔：跌倒对患者的心理打击更甚于身体受伤。除了使用辅具，要注意在倒地时，不要试图用手臂支撑，以免造成骨折。

● 防呛：捕捉轻微的咳呛表现，做好预防和处理。

● 防感染：肺部感染、尿路感染、褥疮感染是 ALS 患者的三大"杀手"。

● 防突发：停电、痰堵等突发情况。

（3）一放松：放松心情。帮助患者调节情绪，用平常心看待疾病及自己和身边的人，让其体验到自己的好心态带给家人幸福感。适当参与社交活动（如接受看望），避免情绪大起大落。

2. 保持与患者的有效沟通

（1）ALS 患者出现语言障碍时，可将长句分解为若干短句，放慢语速，以提高清晰度。照护者则要用单选项，即"是""不是"与患者交流，切忌用"是不是""想不想"提问。

（2）ALS患者缺乏安全感，担心被忽视，当视线范围内看不到照护者时，会变得焦躁不安。有时患者会执着地重复同一个要求，直到得到满足；或者在照护者处理一件事的同时，提出新的要求。这时候需要主动询问，耐心确认，及时处理。

（3）汉语拼音交流法

"拼字"时，照护者负责念和把字母拼成汉字；病人负责听，眨眼表示"是"（表6-3）。

表6-3 声母韵母表

	声母表						韵母表			
①	b	c	d	f	g	①	a	o	e	i	u/ü
②	h	j	k	l	m	②	an	en	in	un
③	n	p	q	r	s	③	ao	ou	uo	iu	er
④	t	w	x	y	z	④	ai	ei	ui	ie	ue
⑤	zh	ch	sh	无声母		⑤	ang	eng	ing	ong

照护者读声母分组序号（①、②、③、④、⑤）——病人/眨眼确认（如第2组）——照护者将该组字母逐一念给病人听（hjklm）——病人眨眼确认（h）；同样方法写出韵母（e）——护理人员/拼写出（喝）——病人眨眼确认。病人和照护者熟记拼音表后，常用字词好比"智能ABC"输入法一样，快速联想，交流就会变得轻松。

（4）沟通卡片交流法

手 指 动

手没放好（被子盖住了、窝手指了、擦手心汗）

侧 身

挠痒（头、脸、脖子、腋窝、腰…）

掏（耳朵、嘴、鼻子）

看 架 子

看吸痰器（吸痰、清洗吸痰罐、压力小）

看呼吸机（调压力、湿化器水太多 / 少）

清洁口腔（棉签 + 漱口液）

看棉签（掏嘴、掏鼻子、耳朵）

涂唇膏、抹护肤霜

看 表

该吃东西了（水、饭、药、酸奶水果、营养液…）

准备起床（做好准备工作：打饭、开客厅空调、吸痰、轮椅、十滴水、擦洗毛巾…）

体温表（测体温、表试好了）

看 脚 的 方 向

脚（没放好、被子压住了、窝脚趾了）

造瘘管（硌手、没放好、清洁）

腿（伸直／弯曲、按摩／活动关节、加靠垫）

衣服没弄好（衣服、裤子、袜子）

看 后 面

窗户（开窗、关窗）

空调（开、关、温度调高一点、温度调低一点）

后背靠垫（侧身、平一点、往上、往下、没放平）

衣服没弄好（衣服、裤子、袜子）

看 枕 头

调耳部垫圈（上下前后、换垫圈）

枕头（往上、往下、换枕头）

肩（往前拉、往后推）

脖子拧着、口水湿衣服了、换纸巾

看 面 罩

漏气、带子（紧了、松了）

吹眼睛、擦眼泪、擦鼻子

挡嘴唇、挡鼻子、面罩里有分泌物

换纸巾、往外拉肩、呼吸机管子没放好

紧 急！！！

吸痰（吸管口、换垫圈）

疼（窝手指、窝脚趾、脖子拧着）

气切口（气囊漏气、拉拽、管子位置难受）

胃造瘘（管子硌／压、泄漏、拉拽、疼、换药）

尿、大便

（5）眼控设备除了用于网络沟通交流，还可用于病人夜间呼叫，配合物联网技术还可以让病人自主控制智能化家居。

3. 家庭康复护理注意事项

ALS 患者的家庭康复锻炼以被动运动和按摩为主，保持肢体和关节的灵活度，防止畸形和挛缩。康复锻炼以患者不感觉疲劳为宜，切勿锻炼过度，扭伤筋骨、拉伤肌肉和韧带等。

（1）活动关节包括肩、肘、腕、手指、胯、膝、踝、脚趾等大、小关节，特别不要忽略颞颌关节。

（2）从肢体远端开始进行按摩。按摩肌肉时，沿血管按摩和拍打可保护血管弹性，增强末梢血液循环。

（3）使用康复训练仪器或理疗仪。如空气波压力按摩仪（适用于没有静脉血栓的患者），可用于改善肢体血液循环；靴形踝足矫形器预防足下垂等。

（4）申请／接受残疾人联合会等相关机构的康复指导，以避免功能废退，提高患者生活质量。

4. ALS 家用医辅器具的使用与维护

（1）呼吸及排痰设备：

①定期保养，包括消毒、性能检测、压力校准、更换配件。

②呼吸机的内置电池或专用外置电池要定期检查，并按照说明书保养（如定期放电等）。外出使用呼吸机时，要预计外出时间，综合考量电池设计工作时间、呼吸机耗电、电池电量衰减程度，以确保呼吸机供电，并必须携

带简易呼吸器。必要时就近充电。使用呼吸机必备应急措施：简易呼吸器、不间断电源。

③科学使用制氧机，避免因使用不当造成 CO_2 潴留。注意分子筛的使用寿命，及时更换。

④家用吸痰器以便携式电动吸痰器为首选，家庭中须配备手动吸痰器作为设备故障、停电、患者转运等情况下的应急方案。吸痰器属于低值易耗品，超出保修期和保修项目的维修，可能不如购置新机更经济划算。吸痰管常用型号 12#、14#，没有气管切开的患者使用硅化管，气管切开患者要使用硅胶管。

（2）助行设备：以安全、经济为主，该类辅助设备适于病程中的某一时期。随着科技发展，智能多功能轮椅等将成为患者的新选项。

（3）沟通辅具：头控仪和眼控仪对使用者的电脑基础、体位、眼镜的屈光度及光线等有要求，最好试用后再购买。眼控仪离眼睛以不超过 90 厘米为最佳距离，眼睛和电脑屏幕中心呈水平直线。长时间使用眼控电脑，要注意用眼卫生。

（五）紧急情况处理

1.遇突发事件镇静处理，寻求帮助（见表6-4）。

2.呼叫救护车

（1）注意事项：拨打急救中心电话120时要保持镇定，回答接线员提问要简洁明了，讲话清晰。一定要在接线员挂断电话后再挂电话。打印一张提纲备用，（如图6-4）。

表 6-4 常见紧急情况及处理

紧急事件	应对措施	应急设备	日常注意事项
突然停电/呼吸机故障	1. 使用无创呼吸机的情况下首先去掉病人呼吸面罩; 2. 不能脱机的有创机械通气患者,马上打开吸痰口,然后去掉延长管改用简易呼吸器; 3. 能脱机的气切病人,马上打开吸痰口,然后去掉延长管使用人工鼻; 4. 应急处理后,询问停电原因;预计供电时间等;联系电源(发电机)、急救车、医院等。	简易呼吸器 不间断(UPS)应急电源 手动吸痰器 应急灯 备用呼吸机	1. 简易呼吸器放置在离患者最近的地方(最好与呼吸机放在一起)。 2. 定期检查简易呼吸器,确保完好。 3. 掌握操作方法。 * 把 UPS 电源与呼吸机串联,停电时电源自动切换,呼吸机会不间断工作。 放在固定位置,便于取用。 日常做好充电、放电保养。 提前调整好呼吸参数,定期检查维护,放在可快速更换的位置。
呛咳	海姆立克急救法。	椅子(自救)	1. 不要用手抠,避免把异物送到气道更深。 2. 患者没有意识的时候先做心肺复苏急救,再应用海姆立克法。
痰堵窒息	叩背、翻身、排痰或使用设备排痰;紧急送医。	咳痰机、吸痰器、简易呼吸器	注意雾化、排痰。
摔倒	抱起(不能拉拽);观察骨骼、头部有无受伤。	助行器、安全带(抓束带)	避免患者单独行走。
忽然大汗	检查血氧、血压、心率;拍背、吸痰;补充水(加盐+糖)。	血氧仪、血压计、血糖仪	1. 评估呼吸功能。 2. 谨防低钾。
住院饮食	住院期间管饲流食替代。	肠内营养液、酸奶、婴儿菜泥	1. 注意食品卫生。 2. 尽量选择不含味精的食物。

* UPS:Uninterruptible Power System

（2）等待救护车时该做什么：

①手机随身携带并保持通畅。安排人员准备接车。

②联系物业，保证救护车顺利进入小区。检查电梯情况，准备搬运。如果需要走楼梯，尽量清理楼道、走廊，移除影响搬运患者的杂物。

③随时关注病情，轻唤患者名字，通过胸廓、腹部起伏情况等方法判断呼吸情况，一旦出现呼吸骤停应立即进行心肺复苏。清除患者口中异物，打开呼吸通道。

④准备好患者医保卡、就诊记录及家庭护理档案、呼吸机（倒掉湿化器里的水）、移动电源、简易呼吸器、手动吸痰器/吸痰管、纸巾/消毒纸巾、便壶/尿袋、一瓶矿泉水。

⑤以争取时间为原则。家人不要因纠结"去哪个医院"等发生争执而耽误时间。

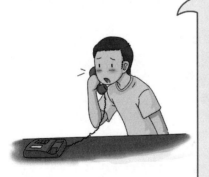

你好：我需要救护车，送病人从家去医院。
我家住在：××区/县 ××街道××小区××楼××单元××房间（小区周边的标志性建筑物）。
病人姓名×××，男/女，××周岁，患运动神经元病××年，是否：卧床/胃造瘘/气管切开/使用呼吸机？
紧急情况：发烧/昏迷/痰堵/摔伤/……
目前状态：清醒/昏迷，体温××°C，血氧××，心率××，血压××，使用无创/有创呼吸机。
目标医院：××××××医院特殊需求：路途中需要呼吸机电源/吸痰器。
咨询：等候救护车期间可以采取什么措施？
联系电话：×××××××××××
座机：×××××××××
最后：我是否可以挂电话？

图6-4　呼叫救护车示例

二、建立家庭护理档案

建立家庭护理档案（就医记录、护理记录、应急方案、应急清单）做好分类，逐条清晰记录。即使每次就医时不是同一家医院，也能和医生完成有效沟通，让医生用短时间能够全面了解患者及疾病信息。应急清单贴在显著的位置，随时提醒。

（一）家庭护理档案（图6-5）

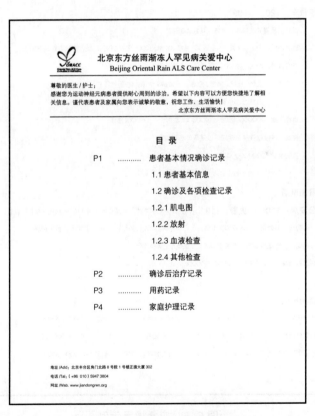

图6-5 家庭护理档案示例

（二）应急提示（图 6–6）

应 急 提 示

家庭主要成员联系方式

姓名 XXX 宅电 XXXXXXXX 手机 XXXXXXXXXXX XXXXXXXXXXX 办公室 XXXXXXXX

XXX 宅电 XXXXXXXX 手机 XXXXXXXXXXX XXXXXXXXXXX 办公室 XXXXXXXX

XXX 宅电 XXXXXXXX 手机 XXXXXXXXXXX XXXXXXXXXXX 办公室 XXXXXXXX

XXX 宅电 XXXXXXXX 手机 XXXXXXXXXXX XXXXXXXXXXX 办公室 XXXXXXXX

急救电话

急救车：120 999

诉求：我需要救护车，渐冻人从家去医院。

患者地址：XXX 区 / 县 XX 小区 XX 号楼 XX 单元 XXX 房间。（小区周边的标志性建筑物）

患者姓名：XXX，男 / 女，XX 周岁，患有运动神经元病 XX 年

紧急情况：发烧 / 痰堵 / 摔伤 / 窒息 ...... 清醒 / 昏迷，体温 **℃；

血氧 **，心率 **，血压 **，使用无创 / 有创呼吸机、吸痰器。

目标医院：XXXXXX 医院 XXXXXX 医院 XXXXXX 医院

咨询：等候就救护车期间可以采取什么措施?

我的电话：XXXXXXXXXXX

紧急电话

公安局：110 火警：119（在 120 无应答时，可以紧急呼叫 110 或 119，请求帮助）。

小区物业：办公室 XXXXXXXX（白天） XXXXXXXX（夜间） 报出房间号，请求帮助。

停电保修：市电力公司：XXXXXXXX 供电所：XXXXXXXX

临时租用蓄电池 / 发电机：XXXXXXXXXXX

常用电话

呼吸机经销商： 办公室 XXXXXXXX 工程师姓名：XXX 电话：XXXXXXXXXXX

制氧机经销商： 办公室 XXXXXXXX 工程师姓名：XXX 电话：XXXXXXXXXXX

不间断电源经销商：办公室 XXXXXXXX 工程师姓名：XXX 电话：XXXXXXXXXXX

图 6–6 应急提示示例

三、家庭护理中常见问题的处理办法

1. 胃造瘘口发炎或长肉芽

用充分浸泡乳酸依沙吖啶溶液（俗称"黄药水"）的无菌纱布湿敷造瘘口，每天更换 2～3 次，2～3 天后即可愈合。严重感染时，可将"黄药水"滴入造瘘口 1～2 滴后，再用纱布覆盖。黄药水不容易清洗，在湿敷的纱布外边用干纱布覆盖防止弄脏衣物。

尽量避免使用造瘘管上的卡扣，可延长造瘘管的使用寿命。

2. 吸痰

（1）经口吸痰时，下吸痰管的时候不加压，或者间断按住控制口轻微加压。吸痰管触及咽喉时，病人会有条件反射，这是本能反应，不必害怕。吸痰管到达咽喉时，病人做吞咽动作，吸痰管可顺势送入。吸痰管进入气道后，动作要轻柔，断续吸痰，不要长时间按住控制口不松开。张口困难的病人吸痰时，可以借助口腔导管等。

（2）气管切开患者吸痰要保证无菌操作，使用 $12^#$ 或 $14^#$ 硅胶管，吸痰管触碰到气道黏膜时，应上提吸痰管 1 厘米左右，避免直接刺激黏膜，每次吸痰时间不超过 15 秒。最好选用带有气囊上吸引功能的气切套管，固定带的松紧程度以固定带与脖子之间可伸进两只手指为宜。气囊硬度与鼻尖硬度接近即可，每天 1～2 次抽出气囊内空气，每次 15～20 分钟。气切套管管壁用酒精棉签消毒。

3. 根据患者不能自理的程度，将电动牙刷、冲牙器、婴儿刷牙指套依次用于患者不同阶段的口腔护理。婴儿硅胶勺可充当压舌板或开口器，避免损伤牙齿。喂药滴管用于给患者润口，可避免呛咳。

4. 耳部垫圈：为防止耳部压疮设计的护理用
品，采用立体环形结构，中空式设计，抗菌透气填
充物（如图6-7）。

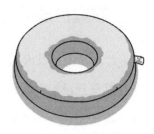

图 6-7 耳部垫圈示例

5. 病人小便无力时，照护者可用手轻敲膀胱位
置刺激排尿。若患者无力排便，人工取便时避免肠
口脱出。

6. 将医用纱布或纸巾折叠成卷，夹在腋窝、会阴部吸汗，并随时更换，
避免病人出汗刺激皮肤。

第五节　家庭生活秩序重建

ALS患者患病前往往是家庭的顶梁柱，患病后要面对家庭角色转变的压
力。同时，家庭其他成员的角色、责任都会相应调整，以保证患者得到良好
照护，并最大可能地维持家庭的正常生活秩序。

一、主动防范，避免运动神经元病引发继发伤害

ALS患者的家庭成员在重大打击下，精神恍惚、心力交瘁，易造成继发
伤害，这足以摧毁已经因ALS失去抵御能力的家庭，因此ALS患者和家属
要有意识主动规避一些可能发生的次生变故。可通过调整工作岗位、为家属

设计喘息期、购买商业保险等方式，减轻意外伤害和重大疾病带来的压力。

二、提升运动神经元病家庭经济抗压能力

ALS 患者的治疗与护理对一个家庭来说支出巨大，因而要了解各阶段治疗支出及医保报销政策，综合分析家庭经济状况，多渠道解除后顾之忧，合理分配财务支出，以保证家庭生活正常运转。

1. 用保险或理财等方式预留出子女教育、老人赡养费用。

2. 规避风险投资。避免在巨大的心理压力下造成投资决策失误。

3. 财产合理规划，节俭有度。

（1）科学用药及治疗，拒绝上当受骗。

（2）护理先行，预防为上，降低医疗支出。

（3）不能节俭患者必需的开销，可通过优惠购物渠道，减轻经济压力。

（4）尽可能留出雇佣家庭护工的费用。

4. 了解可以获得支持的渠道（国家福利、慈善救助），用足政策，如病退、失业救济、残疾补贴、低保补贴等。

三、维持运动神经元病家庭生活秩序平稳

1. 主要照护者　需要明确一名家庭成员为主要照护者，其与患者的关系，可能是夫妻、父母、子女，应与患者形成共同体，形影不离。主要照护者和患者一样，面临着退出职场，远离社会等问题。在家庭生活秩序重建中，主要照护者一方面保证患者得到家人照料，另一方面保证家庭其他成员

尽可能少地受到 ALS 的冲击，从而正常生活和工作。因此，主要照护者应得到家庭其他成员乃至社会的关心，要为其提供生活支持、心理支持、必要的休养，以及重新融入社会的机会。

ALS 亲属和照护者的健康状况（如精神问题）值得关注。

2. 家庭护工　中后期的 ALS 患者需要 24 小时看护，护理工作需要两人以上分担，因此需要培养长期稳定的家庭护工，分担高强度的照护工作。

家政服务机构和护工培训机构是家庭护工的主要来源。选人标准主要有责任心、护理经验、动手及学习能力、文化基础。由于 ALS 的特殊性，护工的培训目前主要靠家属完成。

培训内容包括：患者的作息时间、生活习惯，实操手法如翻身拍背及手法按摩、制作流食及喂水喂食法、床上洗头及擦浴、口腔护理、拼音版拼

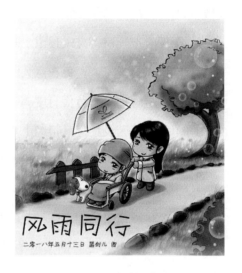

读、排便规律及给便器法、填写护理记录、呼吸机的管理及管道的消毒、吸痰器的使用及各种注意事项，等等。同时要讲解一些症状的简单判断。

培训目标：尽快上手，尽早独立，尽心尽力。

建立家庭护工的管理与奖励机制，要做到张弛有度，责任明确，并提供充足的条件，如除了示范培训也可将食谱、作息时间表、注意事项等整理好，打印并张贴，提醒备忘。培训时最好按照工作罗列情况逐一进行，避免眉毛胡子一把抓。

四、安宁照护

这是一个人们不愿意讨论却又无法回避的问题，有传统文化的影响，也有个人信仰的因素。原则上，ALS 的安宁照护可以分为三部分：

①关于生命与死亡的讨论应该更早地介入。

②对于 ALS 患者的安宁照料，则应由家属、医护人员、社会工作者、志愿者、宗教及心理学工作者等多方面人员共同参与。

③更不能忽视的是患者家属（特别是主要照护者）的丧亲关怀，这可能需要一个较为持续的过程来完成，涉及一个生命远行，另一个生命再次启航。这个问题本节不做过多涉及，留待以后探讨。

（王金环、赵文静、邹漳钰）

后　记

当您翻开这本手册的时候，说明您已经加入助力"抗冻"的大家庭，我们希望这本手册能给渐冻人群体带来实际帮助。

感谢国内权威 ALS 医疗专家和专业人士参与本手册的撰写：

樊东升：北京大学第三医院神经内科主任，教授，研究员，博士生导师，中国社会福利基金会渐冻人基金管理委员会委员；

王金环：北京东方丝雨渐冻人罕见病关爱中心理事长，中国社会福利基金会渐冻人基金管委会副主任委员；

李晓光：北京协和医院神经内科主任医师，研究生导师，北京东方丝雨渐冻人罕见病关爱中心理事；

邹漳钰：福建医科大学附属协和医院神经内科副主任医师，副教授；

张　旻：华中科技大学同济医学院附属同济医院神经内科副主任，主任医师，教授，博士生导师；

赵　钢：空军军医大学西京医院神经内科主任，西京脑科医院副院长，主任医师，教授，博士生导师；

赵红梅：中日友好医院呼吸与危重症医学科主任医师，教授；

姚晓黎：中山大学附属第一医院神经一科副主任，主任医师，教授，博士生导师；

　　郭爱敏：北京协和医学院护理学院社区护理学系主任，教授；

　　黄旭升：中国人民解放军总医院神经内科副主任，主任医师，教授，博士生导师；

　　笪宇威：首都医科大学宣武医院神经内科主任医师，教授，博士生导师；

　　商慧芳：四川大学华西医院神经内科副主任，主任医师，教授，博士生导师。

　　本手册从筹备到最终定稿，历时近 6 个月，它凝聚了所有在"台前幕后"参与编写的工作人员的心血，感谢编委会所有专家、以北京大学第三医院医护人员为主的撰写小组的倾情投入；感谢东方丝雨项目工作人员的忘我奉献！

　　手册编写受时间和篇幅所限，涵盖内容的广度与深度难免有所局限。随着对 ALS 研究的不断发展和认识的逐步提高，以及渐冻人帮扶事业的不断深入，手册会不断丰富与完善。欢迎大家提出宝贵意见，我们将竭尽所能，与广大渐冻人事业从业者和全国的病友们一道共建家园，为渐冻人的未来而不懈努力！

　　抗冻路上，你我同行，一起加油！

参考文献

[1] Chiò, Adriano, Logroscino G , Hardiman O , et al. Prognostic factors in ALS: A critical review[J]. Amyotrophic Lateral Sclerosis, 2009, 10(5-6):310-323.

[2] Beghi E , Logroscino G , Adriano Chiò, et al. The epidemiology of ALS and the role of population-based registries[J]. biochim biophys acta, 2006, 1762(11-12):0-1157.

[3] Matthew C Kiernan, Steve Vucic, Benjamin C Cheah,et al. Amyotrophic lateral sclerosis. Lancet[J]. Lancet, 2011, 377(9769):942-955.

[4] Robberecht W , Philips T . The changing scene of amyotrophic lateral sclerosis[J]. Nature Reviews Neuroscience, 2013, 14(4):248-264.

[5] Mandrioli J , Faglioni P , Nichelli P , et al. Amyotrophic lateral sclerosis: Prognostic indicators of survival[J]. Amyotrophic lateral sclerosis: official publication of the World Federation of Neurology Research Group on Motor Neuron Diseases, 2007, 7(4):211-220.

[6] Ferguson T A , Elman L B . Clinical presentation and diagnosis of Amyotrophic Lateral Sclerosis[J]. Neurorehabilitation, 2007, 22(6):409-416.

[7] Diagnosis T E T F O , Sclerosis M O A L , Andersen P M , et al. EFNS guidelines on the Clinical Management of Amyotrophic Lateral Sclerosis (MALS) – revised report of an EFNS task force[J]. European Journal of Neurology, 2012, 19(3):360-375.

[8] Sabatelli M , Madia F , Conte A , et al. Natural history of young-adult amyotrophic lateral sclerosis[J]. Neurology, 2008, 71(12):876-881.

[9] 中华医学会神经病学分会肌电图与临床神经电生理学组，中华医学会神经病学分会神经肌肉病学组．中国肌萎缩侧索硬化诊断和治疗指南 [J]. 中华神经科杂志，2012，

45(7):531-533.

[10] Chen Lu, Liu Xiaolu, Tang Lu, Zhang Nan, Fan Dongsheng. Long-Term Use of Riluzole Could Improve the Prognosis of Sporadic Amyotrophic Lateral Sclerosis Patients: A Real-World Cohort Study in China.[J]. Frontiers in aging neuroscience, 2016, 8:246.

[11] Vandoorne Tijs, De Bock Katrien, Van Den Bosch Ludo. Energy metabolism in ALS: an underappreciated opportunity?[J]. Acta neuropathologica, 2018, 135(4):489-509.

[12] Britton D, Karam C, Schindler J S. Swallowing and Secretion Management in Neuromuscular Disease[J]. Clinics in Chest Medicine, 2018, 39(2):449-457.

[13] Steyn F J, Ioannides Z A, Van Eijk R P A, et al. Hypermetabolism in ALS is associated with greater functional decline and shorter survival[J]. Journal of Neurology Neurosurgery & Psychiatry, 2018:jnnp-2017-317887.

[14] Ng L, Khan F, Young C A, et al. Symptomatic treatments for amyotrophic lateral sclerosis/motor neuron disease[J]. Cochrane Database of Systematic Reviews. 2017; 1:CD011776.

[15] Soriani M H, Desnuelle C.Care management in amyotrophic lateral sclerosis[J]. Revue Neurologique, 2017:173(5):288-299.

[16] Franceschini A D C, Mouro L F. Dysarthria and dysphagia in Amyotrophic Lateral Sclerosis with spinal onset: A study of quality of life related to swallowing[J]. Neurorehabilitation, 2014, 36(1):127-134.

[17] Richard S. Bedlack, Nanette Joyce, Gregory T. Carter, et al. Complementary and Alternative Therapies in ALS[J]. Neurologic Clinics, 2015, 33(4):909.

[18] Dysphagia in amyotrophic lateral sclerosis: prevalence and clinical findings[J]. Acta Neurologica Scandinavica, 2013, 128(6):397-401.

[19] Diagnosis T E T F O, Sclerosis M O A L, Andersen P M, et al. EFNS guidelines on the Clinical Management of Amyotrophic Lateral Sclerosis (MALS) – revised report of an EFNS task force[J]. European Journal of Neurology, 2012, 19(3):360-375.

[20] Miller R G, Jackson C E, Kasarskis E J, et al. Practice Parameter update: The care of the patient with amyotrophic lateral sclerosis: Drug, nutritional, and respiratory therapies (an

evidence-based review): Report of the Quality Standards Subcommittee of the American Academy of Neurology[J]. Neurology, 2009, 73(15):1218-1226.

[21] Rosenfeld J, Ellis A. Nutrition and Dietary Supplements in Motor Neuron Disease[J]. Physical Medicine & Rehabilitation Clinics of North America, 2008, 19(3):573-589.

[22] 宿英英, 潘速跃, 高亮, 等. 神经系统疾病经皮内镜下胃造口喂养中国专家共识 [J]. 肠外与肠内营养, 2015, 22(03):129-132.

[23] 崔丽英, 蒲传强, 樊东升, 等. 中国肌萎缩侧索硬化诊断和治疗指南 [J]. 中华神经科杂志, 2012, 45(07):531-533.

[24] 宿英英, 高岱佺, 姬仲, 等. 神经系统疾病肠内营养支持操作规范共识 (2011 版)[J]. 中华神经科杂志, 2011, 44(11):787-791.

[25] Chen L, Zhang B, Chen R, et al. Natural history and clinical features of sporadic amyotrophic lateral sclerosis in China.J Neurol Neurosurg Psychiatry 2015,86:1075-1081.

[26] https://www.fda.gov/newsevents/newsroom/pressannouncements/ucm557102.htm

[27] Ahmed Rebekah M, Newcombe Rowena E A, Piper Amanda J,Lewis Simon J, Yee Brendon J, Kiernan Matthew C, Grunstein Ron R. Sleep disorders and respiratory function in amyotrophic lateral sclerosis.[J]. Sleep medicine reviews, 2016, 26:33-42.

[28] Sancho J, Servera E, Morelot-Panzini C, et al. Non-invasive ventilation effectiveness and the effect of ventilatory mode on survival in ALS patients[J]. Amyotrophic Lateral Sclerosis & Frontotemporal Degeneration, 2014, 15(1-2):55-61.

[29] Nardi J, Prigent H, Adala A, et al. Nocturnal Oximetry and Transcutaneous Carbon Dioxide in Home-Ventilated Neuromuscular Patients[J]. Respiratory Care, 2012, 57(9):1425-1430.

[30] Baxter Susan K, Baird Wendy O, Thompson Sue, et al. The use of non-invasive ventilation at end of life in patients with motor neurone disease: a qualitative exploration of family carer and health professional experiences. 2013, 27(6):516-523.

图书在版编目（CIP）数据

运动神经元病康复护理指导手册 / 中国残疾人联合会编. --北京：华夏
出版社有限公司，2020.8（2023.1 重印）

ISBN 978-7-5080-9923-1

Ⅰ．①运…　Ⅱ．①中…　Ⅲ．①运动神经元－脊髓疾病－康复－手册
②运动神经元－脊髓疾病－护理－手册　Ⅳ．①R744.809-62 ②R473.74-62

中国版本图书馆 CIP 数据核字（2020）第 050124 号

运动神经元病康复护理指导手册

编　　者　中国残疾人联合会
责任编辑　梁学超　韦　科
责任印制　顾瑞清

出版发行　华夏出版社有限公司
经　　销　新华书店
印　　刷　三河市少明印务有限公司
装　　订　三河市少明印务有限公司
版　　次　2020 年 8 月北京第 1 版　　2023 年 1 月北京第 3 次印刷
开　　本　720×1030　1/16 开
印　　张　11.5
字　　数　135 千字
定　　价　59.00 元

华夏出版社有限公司　　地址：北京市东直门外香河园北里 4 号　　邮编：100028
网址：www.hxph.com.cn　　电话：（010）64663331（转）
若发现本版图书有印装质量问题，请与我社营销中心联系调换。